Francesco Scaglione

Guida alla
Terapia antimicrobica
nella pratica clinica

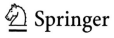
Springer

Francesco Scaglione
Dipartimento di Farmacologia, Chemioterapia e Tossicologia
Facoltà di Medicina
Università degli Studi di Milano

ISBN 978-88-470-2016-0   e-ISBN 978-88-470-2017-7
DOI 10.1007/978-88-470-2017-7
© Springer-Verlag Italia 2012

Quest'opera è protetta dalla legge sul diritto d'autore, e la sua riproduzione è ammessa solo ed esclusivamente nei limiti stabiliti dalla stessa. Le fotocopie per uso personale possono essere effettuate nei limiti del 15% di ciascun volume dietro pagamento alla SIAE del compenso previsto dall'art. 68, commi 4 e 5, della legge 22 aprile 1941 n. 633. Le riproduzioni per uso non personale e/o oltre il limite del 15% potranno avvenire solo a seguito di specifica autorizzazione rilasciata da AIDRO, Corso di Porta Romana n. 108, Milano 20122, e-mail segreteria@aidro.org e sito web www.aidro.org.
Tutti i diritti, in particolare quelli relativi alla traduzione, alla ristampa, all'utilizzo di illustrazioni e tabelle, alla citazione orale, alla trasmissione radiofonica o televisiva, alla registrazione su microfilm o in database, o alla riproduzione in qualsiasi altra forma (stampata o elettronica) rimangono riservati anche nel caso di utilizzo parziale. La violazione delle norme comporta le sanzioni previste dalla legge.

L'utilizzo in questa pubblicazione di denominazioni generiche, nomi commerciali, marchi registrati, ecc. anche se non specificatamente identificati, non implica che tali denominazioni o marchi non siano protetti dalle relative leggi e regolamenti.

Responsabilità legale per i prodotti: l'editore non può garantire l'esattezza delle indicazioni sui dosaggi e l'impiego dei prodotti menzionati nella presente opera. Il lettore dovrà di volta in volta verificarne l'esattezza consultando la bibliografia di pertinenza.

Layout copertina: Ikona S.r.l., Milano

Impaginazione: Graphostudio, Milano
Stampa: Arti Grafiche Nidasio, Assago (MI)
Stampato in Italia

Springer-Verlag Italia S.r.l., Via Decembrio 28, I-20137 Milano
Springer fa parte di Springer Science+Business Media (www.springer.com)

Indice

Elenco degli acronimi

AIDS	Sindrome da immunodeficienza acquisita (*Acquired Immunodeficiency Syndrome*)
ALT/AST	Alanina aminotransferasi/Aspartato aminotransferasi (*Alanine Aminotransferase/Aspartate Aminotransferase*)
AOM	Otite media acuta (*Acute Otitis Media*)
AUC	Area sotto la curva concentrazione/tempo (*Area Under the Curve*)
BPCO	Broncopneumopatia Cronica Ostruttiva
BUN	Azotemia (*Blood Urea Nitrogen*)
CA-MRSA	*Staphylococcus aureus* meticillino-resistente acquisito in comunità (*Community Acquired Methicillin-Resistant Staphilococcus aureus*)
CAP	Polmonite acquisita in comunità (*Community Acquired Pneumonia*)
CAT	Esame computerizzato (*Computer Assisted Testing*)
CHF	Scompenso cardiaco congestizio (*Congestive Heart Failure*)
C_{max}	Concentrazione Massima plasmatica
CMV	Citomegalovirus
CNS	Sistema nervoso centrale (*Central Nervous System*)
CPK	Creatinfosfochinasi (*Creatine Phosphokinase*)
CSF	Liquido cerebrospinale (*Cerebrospinal Fluid*)
DIC	Coagulazione intravascolare disseminata (*Disseminated Intravascular Coagulation*)
EBV	Virus di Epstein-Barr (*Epstein-Barr Virus*)
FANS	Farmaco Antinfiammatorio Non Steroideo
GI	Gastrointestinale (*Gastrointestinal*)
GNB	Batteri gram-negativi (*Gram-Negative Bacteria*)
HIV	Virus dell'immunodeficienza umana (*Human Immunodeficiency Virus*)
i.m.	intramuscolo
i.v.	in vena
IgG	Immunoglobuline
INH	Isoniazide
MIC	Concentrazione inibitoria minima (*Minimum Inhibitory Concentration*)
MRSA	*Staphylococcus aureus* meticillino-resistente (*Methicillin-Resistant Staphylococcus aureus*)

MSSA	*Staphylococcus aureus* meticillino-sensibile (*Methicillin-Sensitive Staphylococcus aureus*)
NGU	Uretriti non gonococciche (*Non-Gonococcal Urethritis*)
NNRTI	Inibitore non nucleosidico della transcrittasi inversa (*Non-Nucleoside Transcriptase Inhibitor*)
p.o.	per bocca
PAE	Effetto postantibiotico (*Postantibiotic Effect*)
PAS	Acido para-aminosalicilico (*Para-Aminosalicylic Acid*)
PCR	Proteina C-reattiva (*C-Reactive Protein*)
PK/PD	Farmacocinetico/farmacodinamico (*Pharmacokinetic/Pharmacodynamic*)
PID	Malattia infiammatoria pelvica (*Pelvic Inflammatory Disease*)
PPNG	*Neisseria gonorrhoeae* produttrice di penicillinasi (*Penicillinase-Producing Neisseria gonorrhoeae*)
q	ogni
qd	al giorno
RDS	Sindrome da distress respiratorio (*Respiratory Distress Syndrome*)
RSV	Virus respiratorio sinciziale (*Respiratory Syncytial Virus*)
SARS	Sindrome acuta respiratoria severa (Severe Acute Respiratory Syndrome)
SGOT	Transaminasi glutamico-ossalacetica sierica (*Serum Glutamate Oxaloacetic Transaminase*)
TB	Tubercolosi
TMP/SMX	Trimetoprim-Sulfametossazolo (*Trimethoprim-Sulfamethoxazole*)
TMP/SMX/DS	Effetti collaterali di Trimetoprim-Sulfametossazolo (*Trimethoprim-Sulfamethoxazole Side Effects*)
URI	Infezione delle vie respiratorie superiori (*Upper Respiratory Infection*)
UTI	Infezione delle vie urinarie (*Urinary Tract Infection*)
VISA	*Staphylococcus aureus* intermedio alla Vancomicina (*Vancomicina-Intermediate Staphylococcus aureus*)
VRE	*Enterococcus* Vancomicina-resistente (*Vancomycin-Resistant Enterococcus*)
VREF	*Enterococcus faecium* Vancomicina-resistente (*Vancomycin-Resistant Enterococcus Faecium*)
VRSA	*Staphylococcus aureus* resistente alla Vancomicina (*Vancomycin-Resistant Staphylococcus Aureus*)
VZV	Virus della varicella zoster (*Varicella-Zoster Virus*)

1 Introduzione

Questo piccolo manuale ha lo scopo di fornire al medico una guida rapida per impostare la terapia antibiotica razionale nelle infezioni acquisite in comunità.

Il medico di medicina generale viene spesso accusato di ricorrere troppo frequentemente alla prescrizione di antibiotici; tuttavia, anche se questa critica che gli viene mossa può avere in parte un suo fondamento, bisogna riconoscere che la gestione delle infezioni in un ambulatorio medico non è facile.

Un'infezione batterica che necessita di una terapia antibiotica spesso non è caratterizzata da segni clinici chiaramente distinguibili da quelli dati da un'infezione virale per il cui trattamento non è necessario ricorrere agli antibiotici.

Il medico di medicina generale svolge il suo lavoro in uno studio-ambulatorio, che, fatta eccezione per pochi casi, non ha in dotazione nessuna attrezzatura per la diagnosi microbiologica o di chimica-clinica.

Ne consegue che per ottenere una diagnosi microbiologica o di laboratorio il medico indirizza il paziente presso un centro diagnostico dotato di un laboratorio di analisi in grado di fornire i dati nel giro di 4-6 giorni. È evidente che nel caso di una malattia come quella infettiva che presenti i caratteri della patologia acuta e che necessiti quindi di un trattamento immediato, un sistema così concepito sia poco adeguato.

Tale metodo potrà senz'altro risultare utile per controllare l'esito o il decorso della malattia ma non certo per operare la scelta terapeutica iniziale.

Resta il fatto oggettivo che per formulare una diagnosi infettivologica che sia la più corretta possibile e per individuare di conseguenza una terapia adeguata, il medico deve basarsi su regole essenzialmente cliniche ed epidemiologiche.

Queste dieci domande aiutano il medico nella gestione delle infezioni, mentre attraverso la consultazione di questo piccolo manuale potrà orientarsi nella scelta di una terapia razionale.

1. Vi è un'alta probabilità di infezione batterica?
2. Quali patogeni potrebbero essere coinvolti?
3. L'antibiotico scelto coprirà tutti gli agenti patogeni sospetti?
4. Ho valutato i fattori di rischio per la mortalità?
5. Ho valutato i fattori di rischio per la resistenza?

6. L'antibiotico scelto ha dato risultati *evidence-based* per la patologia in corso?
7. Ho valutato il rischio di interazioni tra farmaci o di allergie?
8. Ho scelto la giusta dose e il corretto intervallo tra le dosi?
9. A parità di efficacia l'antibiotico scelto è il meno costoso?
10. Ho fornito al paziente le istruzioni per l'utilizzo del farmaco?

1.1 Principi farmacologici per l'uso appropriato degli antimicrobici

Dopo l'introduzione della penicillina per uso clinico, la scelta della dose iniziale di antimicrobico e dell'intervallo tra le dosi era tradizionalmente basata sul presupposto che *in vivo* l'efficacia antimicrobica è legata alla durata dei livelli di farmaco al di sopra del MIC (*Minimun Inhibitory Concentration*, concentrazione inibitoria minima).

Negli ultimi anni è stato definito che la terapia antimicrobica razionale non solo dipende dall'andamento del farmaco nell'organismo (farmacocinetica), ma anche dalla risposta microbiologica a farmaci specifici (farmacodinamica) e sono stati compiuti grandi progressi collegando farmacocinetica e farmacodinamica per consentire la previsione della relazione dose-concentrazione e il rapporto concentrazione-effetto. Nella Figura 1.1 viene schematicamente concettualizzata l'interrelazione tra farmacocinetica, farmacodinamica ed effetti clinici.

Fig. 1.1 Rappresentazione schematica dell'interrelazione tra farmacocinetica, farmacodinamica ed effetti clinici

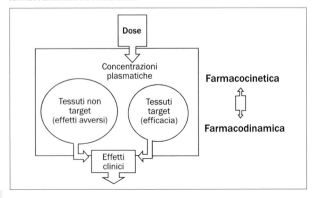

1.2 Indici farmacocinetici/farmacodinamici (PK/PD) che influenzano gli effetti antimicrobici

Le relazioni PK/PD sono essenziali per facilitare la traduzione dell'attività microbiologica in situazioni cliniche e per assicurare che gli antibiotici possano ottenere un risultato positivo. Tre quadri di attività sono stati osservati in molti studi (Fig. 1.2). Il primo modello di attività è caratterizzato dall'effetto concentrazione-dipendente ed effetti persistenti prolungati (PAE, *Postantibiotic Effect*). Più alte concentrazioni di farmaco producono nell'organismo più rapida ed estesa eliminazione dei germi, e il picco/MIC (C_{max}/MIC) e/o l'area sotto la curva concentrazione sierica/MIC (AUC/MIC) sono i migliori indici di PK/PD di correlazione con l'efficacia del trattamento. Pertanto, la somministrazione di farmaci che presentano questo modello di attività è ottimizzata con la somministrazione di dosi elevate. Questo modello è predittivo di attività di aminoglicosidi, fluorochinoloni, daptomicina e polieni antifungini. Il secondo modello si caratterizza per attività tempo-dipendente e minimi o moderati effetti persistenti. Estendere la durata dell'esposizione ottimizza l'attività antimicrobica con questi farmaci.

Pertanto, il tempo per il quale i livelli sierici si mantengono al di sopra del MIC (T>MIC) è l'indice di correlazione PK/PD con

Fig. 1.2 Parametri farmacocinetici/farmacodinamici che governano l'attività clinica

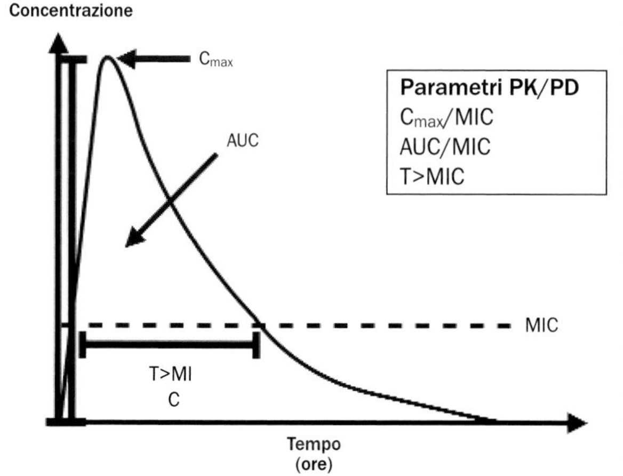

AUC= area sotto la curva concentrazione/tempo (*Area Under the Curve*)
C_{max}=concentrazione massima plasmatica

l'efficacia del trattamento. Una varietà di classi di farmaci tra cui i β-lattamici e i vecchi macrolidi mostra questo modello di attività. Il *killing* tempo-dipendente e prolungati effetti persistenti caratterizzano il modello finale di attività. Maggiori concentrazioni di antibiotico producono soppressione prolungata del microrganismo. L'obiettivo della terapia con questi farmaci è quello di ottimizzare la quantità di farmaco. L'indice PK/PD più strettamente associato con l'efficacia è l'AUC in relazione alla MIC (AUC/MIC). Questo è l'andamento osservato per l'azitromicina, le tetracicline, la clindamicina, le glicilcicline, gli oxazolidinoni e il fluconazolo. La differenza con il primo modello (farmaci concentrazione-dipendenti) è che a essere rilevante non è tanto il numero di dosi, quanto la quantità totale di farmaco somministrata nell'intervallo terapeutico.

2 Considerazioni sulla terapia nelle diverse popolazioni

2.1 Durante la gravidanza e l'allattamento

Lo stato di gravidanza e il periodo dell'allattamento sono due momenti fisiologici della vita di una donna durante i quali il lavoro particolare svolto da alcuni organi come il fegato e il rene comporta grandi variazioni dell'equilibrio ormonale e della farmacocinetica dei farmaci. Inoltre in questo periodo l'assunzione di chemio-antibiotici può essere dannosa per la madre e per il feto.

In gravidanza l'uso di antibiotici può favorire la comparsa di micosi genitali ed esantemi cutanei. In particolare non è consigliabile somministrare in questo periodo farmaci antifolici come trimetoprim, cotrimoxazolo, pirimetamina e farmaci con importante metabolizzazione epatica o azione tossica sul parenchima epatico, come isoniazide, pirazinamide, rifampicina, gli esteri dei macrolidi o le tetracicline (atrofia giallo acuta del parenchima epatico ed *exitus*, per somministrazione di dosi elevate).

Nel feto gli antibiotici possono determinare lesioni teratogene nelle prime 12-14 settimane di gestazione mentre successivamente si possono manifestare danni ai singoli organi e apparati.

Gli antibiotici da non somministrare in gravidanza, in quanto hanno sicuri effetti teratogeni o embriotossici, sono: aminoglicosidi, tetracicline, cloramfenicolo, sulfamidici, cotrimoxazolo, etionamide, metronidazolo, rifampicina, vancomicina, chinoloni, cicloserine, lincosamidi.

Sono invece utilizzabili le molecole che negli anni si sono dimostrate prive di effetti tossici sia sull'animale sia sull'uomo. Tra queste si possono utilizzare β-lattamine a breve emivita, monobattami, macrolidi, sinergistine, fosfomicina, spectinomicina, etambutolo.

In allattamento sono da evitare i farmaci a basso peso molecolare e liposolubili, la cui diffusione avviene in modo passivo, o le molecole a pH basico (il latte materno ha pH acido). Questo per evitare il passaggio nel latte materno di composti che possono essere dannosi per il neonato, tra i quali si annoverano: esteri dei macrolidi (possono provocare epatotossicità); lincosamidi e cloramfenicolo (dismicrobismo intestinale); tetracicline (arresto dall'accrescimento osseo, chelante del calcio dietetico, pigmentazioni dentarie); sulfamidi, nitrofurani, chinoloni (anemia emolitica da carenza di glucosio 6-fosfato deidrogenasi); chinoloni (alterazioni delle cartilagini di accrescimento).

2.2 Nel neonato

In questo periodo della vita (in particolare nei neonati immaturi) il sistema immunitario non è ancora in grado di sopperire alle necessità di difesa immunologica verso gli agenti esterni, oltre al fatto che la farmacocinetica neonatale è diversa da quella degli adulti.

Per questi motivi le infezioni in età neonatale, seppure localizzate, sono potenzialmente sepsigene e la terapia antibiotica deve essere quindi precoce, di tipo battericida, frazionata nel tempo con somministrazioni più distanziate (ogni 12 ore) per evitare accumuli e con farmaci a basso legame sieroproteico e a rapida eliminazione.

In questi piccoli pazienti è fondamentale ricercare al più presto l'eziologia batterica per poter effettuare una terapia antibiotica mirata. Si devono eseguire numerosi prelievi (urine, sangue, liquor) per esami batteriologici e nel frattempo instaurare precocemente un'antibioticoterapia ragionata.

Gli antibiotici che si possono somministrare al neonato con relativa sicurezza sono le β-lattamine, specie quelle a basso legame sieroproteico, monitorandone un'eventuale iperkaliemia o ipernatriemia con l'uso di penicilline, gli aminoglicosidi, controllando un'eventuale ipocalcemia, e i macrolidi.

Nell'antibioticoterapia neonatale è da escludere l'uso di cefalosporine ad alto legame proteico, di meticillina, di cotrimoxazolo, di novobiocina, di acido fusidico, di rifampicina, di chinoloni, di tetracicline, di nitrofurani e di disulfamidici.

2.3 Nell'anziano

Nell'età senile, così come nell'età neonatale, si riscontra una serie di alterazioni organiche proprie delle fasi estreme della vita.

Nel caso degli anziani gli aspetti da considerare per una corretta terapia antibiotica sono:
• la capacità ridotta del sistema immunitario (in termini di risposta umorale e cellulare);
• la farmacocinetica alterata per la diminuita funzionalità di molti organi e apparati (minore assorbimento gastrointestinale, alterata distribuzione tessutale con accumulo dei far-

maci lipofili nel tessuto adiposo, capacità di metabolizzazione ed eliminazione renale ed epatica ridotte).

Per questi motivi la terapia antibiotica nell'anziano deve essere precoce (sono inutili i trattamenti profilattici che possono creare superinfezioni a fronte di un maggiore rischio di tossicità) e in attesa dell'esito batteriologico si deve attuare una terapia ragionata con antibiotici di tipo battericida (β-lattamici, aminoglicosidi, fluorochinoloni).

Nel contempo si devono evitare gli effetti tossici a carico del parenchima renale (aumentare gli intervalli di somministrazione riducendo le dosi) e del parenchima epatico (ridurre la dose da somministrare).

Occorre quindi essere molto prudenti nel somministrare farmaci potenzialmente nefrotossici (aminoglicosidi, polipeptidi, vancomicina, cefaloridina, ceftriaxone, meticillina, nitrofurantoina, acido nalidixico, cotrimoxazolo, aztreonam, tetracicline, imipenem) ed epatotossici (esteri di macrolidi, isoniazide, rifampicina, tetracicline, sulfamidi).

Non da ultimi si devono ricordare gli effetti sull'apparato cardiovascolare in pazienti anziani ipertesi o con insufficienza cardiocircolatoria di antibiotici come la vancomicina (ipotensione per somministrazione endovenosa rapida) o i β-lattamici (squilibri elettrolitici con ipernatriemia o iperkaliemia, ritenzione idrosalina, sovraccarico cardiocircolatorio).

2.4 Nel paziente immunodepresso o immunocompromesso

L'antibioticoterapia non è sufficiente a risolvere da sola un'infezione batterica se il paziente presenta un sistema immunitario non perfettamente efficiente.

È nell'interazione tra sistema immunitario (difese dell'ospite), antibiotico (batteriostatico o battericida) e patogeno (virulenza) che si concretizza la risoluzione o meno di un processo infettivo. È quindi utile ricordare che la chemioterapia antibatterica, seppur battericida, è solo un ausilio al sistema immunitario per il controllo delle infezioni batteriche.

Negli ultimi decenni, con il progredire delle tecniche medicochirurgiche sono aumentati i pazienti in terapia medica esposti al rischio di infezione, portatori di deficit o di alterazioni del sistema immunitario. Immunodepressi con immunodeficienze acquisite (umorali o cellulari) come i pazienti interessati da infezioni virali (HIV, CMV, EBV, VZV), trapianto d'organo, dialisi, chemioterapia, radioterapia, terapia immunosoppressiva o steroidea, splenectomia, ustioni, diabete mellito, epatopatia e nefropatia croniche ecc., o immunocompromessi come i neonati immaturi, gli anziani, i portatori di catetere vascolare o vescicale a permanenza, pazienti con intubazione endotracheale, colostomizzati, portatori di protesi, degenti per interventi di cardio e neurochirurgia ecc., sono a tutt'oggi i casi clinici più difficili e a più alto rischio infettivo che mettono a dura prova le capacità diagnostiche e terapeutiche del clinico chemioterapista o infettivologo.

Negli immunodepressi l'eziologia batterica varia con il tipo di deficit immunologico; se di tipo umorale sono interessati *Staphylococcus aureus*, *Streptococcus pneumoniae*, *Haemophilus influenzae*, *Pseudomonas aeruginosa*, *Klebsiella*, *Serratia*, *Escherichia coli*, se di tipo cellulare sono coinvolti i patogeni intracellulari come *Mycoplasma*, *Chlamydia*, *Micobacterium*, *Legionella* species, *Salmonella* species, *Listeria monocytogenes*, *Nocardia asteroides*, protozoi, virus, miceti.

Nei pazienti neutropenici (per es. neutropenia indotta da chemioterapia antiblastica) il rischio infettivo aumenta per valore di granulociti neutrofili <500/mm^3, che si mantiene per più giorni. Sono coinvolti batteri gram-negativi nel 60% dei casi (*Pseudomonas aeruginosa*), quelli gram-positivi nel 40% circa dei pazienti (*Staphylococcus aureus*, anche meticillino-resistente) e i miceti nel 10% circa (*Candida* species, *Aspergillus* species).

Nel paziente immunocompromesso le infezioni possono essere dovute a stafilococchi (ferita chirurgica, protesi, cateteri vascolari) o a enterobatteri (infezioni delle vie urinarie), o ancora a eziologia mista aerobia e anaerobia da *Enterobacteriaceae* e *Bacteroides* (chirurgia addominale e pelvica).

In tutti questi casi la chemioterapia antinfettiva dovrà essere intrapresa il più precocemente possibile con un dosaggio pieno, utilizzando la via endovenosa per raggiungere velocemente i livelli ematici terapeutici, superiori alle MIC dei patogeni interessati e per un tempo sufficientemente prolungato fino all'eradicazione della malattia.

In attesa degli esami batteriologici intrapresi (emocolture per aerobi e anaerobi, ripetute anche più volte, urinocoltura, esami batteriologici dell'espettorato o del liquido di broncolavaggio, esame batteriologico del liquor ecc.), si inizierà una terapia chemio-antibiotica ragionata (in base alle conoscenze epidemiologiche, alla storia naturale della malattia, all'ecosistema batterico presente nel proprio reparto di cura e alla sensibilità ai chemioterapici presente nei patogeni locali), a largo spettro, di tipo battericida, con molecole altamente diffusibili e con basso legame siero-proteico, per via endovenosa con infusione continua (o intermittente a intervalli proporzionali all'emivita del farmaco), poco tossica in quanto protratta nel tempo fino a 3-5 giorni dopo lo sfebbramento (in assenza di isolamento batterico) e fino a 5-7 giorni se si è isolato l'agente eziologico.

Spesso sono indicate associazioni di più chemioterapici antibatterici con l'intento di aumentare lo spettro, sfruttandone il sinergismo d'azione quale per esempio quello tra β-lattamine e aminoglicosidi oppure la penetrazione differenziata nei vari organi.

Nel paziente che non risponde alla terapia antibatterica entro 5-7 giorni e che non sfebbra in presenza di colture batteriche ripetutamente negative, può essere utile non sostituire l'antibiotico (consigliabile non prima che siano trascorsi almeno 4-5 giorni di terapia), ma anzi proseguire la terapia con l'ausilio di un farmaco antimicotico.

3 La terapia antimicrobica nella pratica clinica

In questa sezione vengono riportate le informazioni utili per un uso adeguato degli antimicrobici. Lo schema di presentazione ricalca il percorso clinico abituale: prima un approccio empirico, poi una terapia mirata nella quale è noto il patogeno e infine una classificazione che si concentra sul singolo principio attivo.

La prima parte infatti passa in rassegna le diverse patologie infettive presentando la scelta terapeutica empirica più appropriata; la seconda riporta gli antimicrobici più indicati partendo dai germi che causano l'infezione; la terza, infine, include una classificazione dei diversi principi attivi.

3.1 Classificazione per distretto corporeo. Diagnosi e terapia empirica suggerita

Nella stragrande maggioranza dei casi la terapia antimicrobica viene effettuata in modo empirico. Raramente infatti si ha la possibilità di cominciare una terapia conoscendo il germe causale.

In questa parte vengono riportati i diversi quadri diagnostici, ai quali seguono i possibili germi causali e le terapie di prima scelta, con l'aggiunta di eventuali alternative.

Localizzazione	Diagnosi primaria	Diagnosi secondaria	Patogeni	Scelte empiriche	Alternative	Durata	Altre misure/commenti
				SISTEMA RESPIRATORIO E ANNESSI			
Orecchio	Otiti esterne	Orecchio del nuotatore	*Pseudomonas* species, *Coliformi* S. aureus (acuto)	Terapia locale: Polimixina B + Neomicina + Idrocortisone goccé	Ciprofloxacina HC gocce	Quanto necessario	Asciugare dopo il nuoto. Non unguenti.
		Foruncoli	S. aureus	Incisione e drenaggio	In condizioni cliniche sistemiche aggiungere antibiotici		Antibiotici come misure accessorie, se indicati.
		Foruncoli + cellulite	S. aureus	Dicloxacillina TMP/SMX	Cefalexina Clindamicina	7-10 die	Incisione e drenaggio.
		Cronico	Generalmente associato con seborrea	Polimixina B + Neomicina + Idrocortisone gocce	Gocce orecchio: Polimixina + Neomicina + Idrocortisone Cirprofloxacina HC gocce	Quanto necessario	Trattare seborrea.
	Otiti esterne maligne		*Pseudomonas aeruginosa*	Piperacillina Ceftazidime Ciprofloxacina ± Tobramicina	Cefepime	6-12 settimane	Drenaggio chirurgico, mastoidectomia, regolazione del diabete. Ciprofloxacina HC gocce.
	Otiti medie	Neonatali	S. pneumoniae H. influenzae coliformi (E. coli, Klebsiella),	Ceftriaxone	Vancomicina	10 die	

Faringe		Infantili	*Streptococchi gruppi A e B*	Pneumococcus H. influenzae Streptococchi gruppo A M. catarrhalis	Amoxicillina (in mancanza di antibiotici nel mese precedente)	Cefuroxime axetil Amoxicillina/ Clavulanato Cefixime Cefaclor TMP/SMX Cefdinir Cefprozil Claritromicina Azitromicina	1-14 die	Riportati β-lattamasi-resistenti. Gli agenti alternativi sono efficaci vs β-lattamasi produttori H. influenzae, M. catarrhalis.
	Mastoiditi	Acute		*Pneumococcus H. influenzae Streptococchi gruppo A*	Ceftriaxone	Piperacillina/ Tazobactam Moxifloxacina	14-21 die	Adeguamento agli antibiotici basato sulla cultura chirurgica.
		Croniche		*Coliformi Pseudomonas anerobi misti S. aureus*	Piperacillina/ Tazobactam	Moxifloxacina	4-6 settimane	Adeguamento agli antibiotici basato sulla cultura chirurgica.
	Faringiti	Tonsilliti		*Streptococchi gruppo A*	Penicillina V Amoxicillina	Amoxicillina/ Clavulanato Cefpodoxime proxetil Clindamicina Loracarbef Claritromicina Azitromicina Cefdinir Cefditoren	5-10 die	Coltura e tipologia di immunofluorescenza. Prendere in considerazione mononucleosi.

3.1 Classificazione per distretto corporeo

13

Localizzazione	Diagnosi primaria	Diagnosi secondaria	Patogeni	Scelte empiriche	Alternative	Durata	Altre misure/commenti
	Difterite	Faringite membranosa	C. diphtheriae	Eritromicina per diminuire il vettore	Benzatine Penicillina G Penicillina i.v.	10 die	Antitossine per il trattamento della malattia. Se necessario tracheotomia. Isolamento fino a colture negative.
	Epiglottiti		H. influenzae	Cefuroxime Cefotaxime Ceftriaxone	Ampicillina/ Sulbactam i.v. Levofloxacina Moxifloxacina	10 die	Considerare l'ospedalizzazione urgente.
	Angina di Vincent	Faringite necrotizzante	Spirochete Anaerobi	Penicillina o Clindamicina Amoxicillina/ Clavulanato	Cefoxitina Piperacillina/ Tazobactam Doxiciclina	10 die	Alcuni ceppi Bacteroides produttori di β-lattamasi, inattivano Penicilline.
	Ascessi peritonsillari		S. aureus Anaerobi S. pyogenes	Oxacillina, se MRSA, Vancomicina + Cefoxitin o Clindamicina	Piperacillina/ Tazobactam	10 die	Raggi X, normalmente chirurgia.
Seni paranasali	Sinusiti batteriche	Acute	Pneumococcus H. influenzae M. catarrhalis Streptococchi gruppo A S. aureus (meno frequenti)	Amoxicillina Amoxicillina/ Clavulanato Azitromicina Cefprozil Cefuroxime axetil	Cefixime Cefaclor Cefpodoxime proxetil Vancomicina i.v. + Ceftriaxone i.v. per infezioni gravi	A seconda dell'agente, la lunghezza della terapia varia da 5 a 10 die	Drenaggio, decongestionanti. Uso parenterale, ie Ceftriaxone se pazienti gravemente malati.

Polmoni	Polmonite	Croniche	*Polimicrobici* inclusi anaerobi	Claritromicina Doxiciclina Levofloxacina Moxifloxacina Amoxicillina/ Clavulanato Moxifloxacina	Doxiciclina Clindamicina	14-21 die	Chirurgia spesso necessaria.
		Neonatale	*Chlamydia Streptococchi gruppo A e B H. influenzae S. aureus E. coli Pseudomonas*	Eritromicina Ampicillina + Aminoglicosidi	Piperacillina/ Gentamicina Oxacillina/Gentamicina	10-14 die 14-21 die	Differenziate da RDS.
		Bronco-polmonite infantile	*Chlamydia*	Eritromicina	Azitromicina	5 die 14 die	
		Empiema pneumatocele	*Pneumococchi H. influenzae*	Ampicillina Cefuroxime	Azitromicina Eritromicina Cloramfenicolo	5 die 10-14 die	Considerare drenaggio.
		Empiema polmonare	*S. aureus*	Oxacillina	Vancomicina Linezolid	14-21 die	
		Pazienti ambulatoriali	*Mycoplasma pneumoniae Chlamydia pneumoniae S. pneumoniae*	Claritromicina Azitromicina o Doxiciclina Se S. *pneumoniae* considerare alteranative	Se a rischio di patogeni resistenti: Moxifloxacina Levofloxacina	5-10 die	Può continuare tosse. Organismi potrebbero permanere nell'escreato anche dopo la cura.

Localizzazione	Diagnosi primaria	Diagnosi secondaria	Patogeni	Scelte empiriche	Alternative	Durata	Altre misure/commenti
	Antrace	Interessamento del mediastino	B. anthracis	Ciprofloxacina Doxiciclina	Levofloxacina Ofloxacina o altri	60 die	Profilassi per soggetti esposti a spore.
	Sindromi respiratorie gravi e acute (SARS)		Virali	Penicillina	Chinoloni		Non contagiosa da persona a persona. Terapia di supporto.
	Polmonite	Acquisita in comunità di adulti	S. pneumoniae H. influenzae S. aureus M. pneumoniae C. pneumoniae M. catarrhalis Legionella species Klebsiella species	Se sconosciuta: Ceftriaxone + Macrolidi (Azitromicina i.v., Eritromicina i.v.) Se provata: S. aureus Levofloxacina Moxifloxacina Oxacillina Se patogeno-resistente: Vancomicina Levofloxacina	Se allergici a Penicilline: Eritromicina o Clindamicina + Aminoglicosidi o Aztreonam Cefalosporine di 3ª generazione Piperacillina/ Tazobactam Azitromicina Claritromicina Telitromicina	7-10 die 1-5 die 7-10 die	In pazienti ospedalizzati ottenere escreato. Sangue, fluido pleurico o transtracheale colture aspirate. Possibile allergia crociata Penicilline-Cefalosporine.

Distretto		Agenti	Terapia		Durata	Note
			Moxifloxacina Cefepime			
		Pseudomonas	Piperacillina o Cefepime o Ticarcillina/Clavulanato o Imipenem + Aminoglicosidi o chinoloni (Ciprofloxacina, Levofloxacina)	Piperacillina/Tazobactam + Aminoglicosidi o Chinoloni (Cirpofloxacina, Levofloxacina)		Ospedalizzazione.
	Pazienti intubati	*Pseudomonas* Coliformi Flora orale	Piperacillina/Tazobactam + Aminoglicosidi Ticarcillina/Clavulanato Aztreonam + Imipenem Meropenem o Cefepime Aminoglicosidi o Chinoloni (Ciprofloxacina, Levofloxacina)		14 die	Alcuni pazienti sono stati colonizzati con bacilli gram-negativi (GNB); differenziazione per infezioni.
Bronchi e polmoni						
Bronchioliti	Infantili	*Virus -RSV, parainfluenzali*	Ribavirina (monoclonali Ab aerosol) Palivizumab		1 mese	Vedere lo sviluppo di una polmonite batterica secondaria.

3.1 Classificazione per distretto corporeo

Localizzazione	Diagnosi primaria	Diagnosi secondaria	Patogeni	Scelte empiriche	Alternative	Durata	Altre misure/commenti
Polmoni, bronchi e pleura	Trachebronchiti	Adolescenziali	M. pneumoniae Parainfluenza Adenovirus	Eritromicina Azitromicina Claritromicina Nessuno	Tetracicline	7-10 die 3-5 die 5-7 die	Persiste spesso tosse.
	Esacerbazione batterica acuta in bronchiti croniche	Cronica, bronchite da fumatore, inquinamento, URI virale	H. influenzae, solitamente non tipica M. catarrhalis S. pneumoniae Gram-negativi se in stadi avanzati	Amoxicillina/ Clavulanato Levofloxacina Moxifloxacina Doxiciclina TMP/SMX	Cefixime Claritromicina Azitromicina Cefuroxime axetil Cefpodoxime proxetil	3-7 die	Drenaggio posturale, terapia fisica. Broncodilatatori appropriati. In qualche paziente utilizzare corticosteroidi.
	Malattie pleuropolmonari anaerobiche	Polmonite da aspirazione (non ospedaliera)	Fusobacterium Peptostreptococcus Bacteroides	Clindamicina parenterale Penicillina G Amoxicillina/ Clavulanato	Piperacillina Ampicillina/Sulbactam Piperacillina/ Tazobactam	2-6 settimane	Terapia fisica.
		Polmonite da aspirazione (in ospedale)	Fusobacterium Peptostreptococcus Bacteroides Bacilli gram-negativi	Clindamicina + Aminoglicosidi Ticarcillina/ Clavulanato Piperacillina Cefalosporine di 3ª generazione +	Ampicillina/Sulbactam Fluorochinoloni Moxifloxacina	2-6 settimane	Parenterale, quindi lunga terapia orale, da 1 a 3 mesi.

			Metronidazolo Oxacillina o Cefazolina + Aztreonam Piperacillina/Tazobactam Cefepime			
Ascesso polmonare (in comunità)	Fusobacterium Peptostreptococcus Bacteroides		Penicilline G parenterali o Aminoglicosidi Cefalosporine di 3^a generazione Piperacillina/Tazobactam	Ampicillina/Sulbactam Piperacillina Clindamicina Fluorochinoloni	4-6 settimane	Lungo periodo di tempo per raggi X chiari. Terapia follow-up con agenti p.o. nelle ultime settimane.
Ascesso polmonare	Fusobacterium Peptostreptococcus Bacteroides + Bacilli aerobi gram-negativi		Clindamicina + Aztreonam Piperacillina/Tazobactam	Piperacillina/Tazobactam + Aminoglicosidi	2-6 settimane	Penicillina i.v. per diversi mesi. Solo Cefoxitina se non Pseudomonas. Seguire terapia con agenti p.o. nelle ultime settimane. Eventualmente empiema drenato chirurgicamente.

Patogeni	Commenti	Scelte empiriche	Alternative	Durata suggerita	Altre misure/commenti
		PATOGENI SPECIFICI DELLA POLMONITE			
			BATTERI		
Bacilli gram-negativi (GNB) Serratia Acinetobacter Pseudomonas	Polmonite necrotizzante, cavitazione.	Cefalosporine di 3ª generazione o Imipenem/Cilastatina; Piperacillina/ Tazobactam Aztreonam o Tobramicina + Piperacillina o Cefoperaxone o Ceftazidime Ticarcillina/ Clavulanato Chinoloni (Levofloxacina, Ciprofloxacina) Cefepime		2-4 settimane	Difficile da dimostrare la diagnosi, poiché le colture sono spesso contaminate da bacilli gram-negativi.

Aspergillus	Rapida e progressiva necrotizzazione polmonare.	Voriconazolo Amfotericina B Preparazione lipidica di Amfotericina B Caspofungina	Caspofungina Itraconazolo addizionato a Tetracicline al bisogno	Sconosciuta	Diagnosi: broncoscopia o biopsia polmonare. Anticorpi non affidabili ad Aspergillus.
Candida	Diffuso o lobare.	Amfotericina B Echinocandine Fluconazolo Preparazione lipidica di Amfotericina B	Itraconazolo	Sconosciuta	
Cryptococcus	Modello diffuso. Coinvolgimento CNS. Possono verificarsi lesioni alla pelle.	Amfotericina B + 5-flucitosine Preparazione lipidica di Amfotericina B Fluconazolo	Itraconazolo	Sconosciuta	È importante la determinazione di antigeni Criptococchi in siero e CNS.
Histoplasma	Diffuso, nodulare, cavitazione.	Amfotericina B e/o Itraconazolo	Sconosciuto		Non può sorgere fissazione del complemento. Necessaria biopsia midollo osseo, fegato e polmone per la diagnosi.
Nocardia	CNS o lesioni ossee, solitamente lesioni polmonari. Spesso coinvolta pelle.	TMP/SMX Linezolid	Tetracicline Sulfadiazine Eritromicina Minociclina	Sconosciuta	CAT scansione del cervello per escludere infezioni CNS. No test sierologici.
Phycomycetes (Mucor)	Rapida cavitazione Dolore pleurico Emotorace	Amfotericina B Preparazione lipidica di Amfotericina B	Sconosciuta		Aspirato transtracheale o bron coscopia a fibra ottica. CNS coinvolgimento comune.

3.1 Classificazione per distretto corporeo

Patogeni	Commenti	Scelte empiriche	Alternative	Durata suggerita	Altre misure/commenti
	Possono verificarsi infezioni rinocerebrali.				
Pseudallescheria boyii	Rapida e progressiva necrotizzazione polmonare.	Voriconazolo Miconazolo Itraconazolo		Sconosciuta	
Virali: - herpes simplex - herpes zoster - virus respiratori sinciziali (RSV) Citomegalovirus	Diffusione interstiziale del modello miliare.	Acyclovir Ribavirina ± RSV-IgG (RespiGam) Ganciclovir ±	Gaciclovir per citomegalo-virus; usato sperimental-mente in pazienti con AIDS o trapiantati		Spesso associato a funghi o infezioni parassitarie. CMV possono avere viruria o aumento della fissazione del complemento titolo. Globulina iperimmune + Ganciclovir sono stati usati con CMV in pazienti con trapianto di midollo osseo.
Adenovirus Virus Epstein-Barr					
		PARASSITI			
Pneumocystis jiroveci	Diffuse, possono essere lobari; ansia respiratoria. Diagnosi dello striscio dell'escreato o broncoscopia.	TMP/SMX e Pentamidina	Atovaquone (per infezioni medie/moderate) Trimetrexate + Leucovorin Clindamicina + Pirimetamina	3 settimane 2-4 settimane	Può ripresentarsi in AIDS; profilassi necessaria; sierologia non perfetta.
Toxoplasma gondii	Presenti sintomi CNS; CAT con lesioni multiple.	Sulfadiazina + Pirimetamina	Clindamicina + Pirimetamina	Sconosciuta	Nota in linfoma, AIDS e in pazienti trapiantati (principalmente cardiaca). Diagnosi sierologica o biopsia. Clindamicina + Pirimetamina studiati in pazienti con AIDS.

Strongyloides stercoralis (sindrome iperinfezione)	Associata con gram-negativi; batteriemia, eosinofilia. Diagnosi: uova e vermi in escreato.	Tiabendazolo Ivermectin		2-7 die	Può essere presente con asma.
Batteri intracellulari: *Chlamydia trachomatis*	Lobari o diffuse; può salire il titolo anticorpale.	Doxiciclina	Eritromicina Ofloxacina Azitromicina	2 settimane	Può verificarsi in adulti normali o immunocompromessi.
Sottotipi di *Legionella pneumophila* L. bozemanii (Wiga) L. micdadei (Heba Tatlock Pittsburg agent) L. dumoffii L. gormanii L. longbeachae L. wadsworthii	Spesso associata a sintomatologia gastrointestinale. Insufficienza renale.	Eritromicina o Doxiciclina + Rifampicina Diritromicina Levofloxacina Azitromicina	Chinoloni Claritromicina	2-4 settimane	Non di rado in trapianti di reni; può presentarsi in polmoniti acquisite in comunità. Per Azitromicina 7-10 die per i.v., segue terapia orale.

Localizzazione	Diagnosi primaria	Diagnosi secondaria	Patogeni	Scelte empiriche	Alternative	Durata	Altre misure/commenti
SISTEMA CARDIOVASCOLARE							
Cuore	Endocarditi acute batteriche	Polmonite o meningiti	*Pneumomocchi* (rari)	Penicillina G Vancomicina (se resistenti o allergici a Penicillina)	Aggiungere Ceftriaxone se resistenti a Penicillina	4-6 settimane	Di supporto per controllare l'insufficienza cardiaca congestizia (CHF).
		Tossico-dipendenze Catetere i.v.	*S. aureus Pseudomonas P. cepacia Serratia Burkholderia*	Oxacillina o Oxacillina + Aminoglicoside; Antipseudo-mona β-lattamici + Aminoglicosidi se *Pseudomonas*	Cefalosporine + Aminolicosidi Vancomicina per MRSA Daptomicina dopo ricerca di MSSA e MRSA	4-6 settimane	Necessaria chirurgia se specie *Pseudomonas* o *Serratia* o CHF, ripetuti emboli o infezioni incontrollate.
	Endocarditi batteriche subacute	Cure dentistiche, lesioni del colon	*S. viridans S. bovis*	Penicillina	Ceftriaxone Cefalosporine Clindamicina Vancomicina aggiunta di un Aminoglicoside	4 settimane	Chirurgia per CHF o ripetuti emboli. Se isolato *S. bovis* verificare colon.
			S. faecalis S. milleri	Penicillina o Ampicillina + Aminoglicosidi	Vancomicina + Aminoglicosidi	4-6 settimane	Chirurgia per CHF o ripetuti emboli.

Valvola endocardica protesica	Precoce	S. aureus MSSA/MRSA S. epidermidis coliformi Candida	Oxacillina o Oxacillina + Aminoglicosidi Se MRSA, poi Vancomicina Se GNB cefalosporine di 3ª generazione o Piperacillina + Aminoglicosidi	Daptomicina (MRSA)	6 settimane	La valvola deve essere rimossa. Può essere necessario aggiungere Rifampicina per S. epidermidis o infezioni S. aureus meticillino-resistenti.
	Tardiva	S. viridans S. epidermidis	Per S. epidermidis: Vancomicina e/o Rifampicina e/o Gentamicina		6 settimane	Può essere necessaria chirurgia. Rifampicina usata per S. epidermidis o infezioni S. aureus meticillino-resistenti.
Pericarditi	Virali					Solo di supporto. Uso di steroidi?
	Trauma da endocardite postchirurgica	Staphylococcus Pneumococcus Streptococcus Neisseria coliformi	Oxacillina o Oxacillina + Aminoglicosidi Se GNB cefalosporine di 3ª generazione o Piperacillina + Aminoglicosidi	Ceftriaxone	4-6 settimane	Aspirazione. Drenaggio Regolare il dosaggio degli antibiotici in attesa dei risultati della coltura.

3.1 Classificazione per distretto corporeo

Localizzazione	Diagnosi primaria	Diagnosi secondaria	Patogeni	Scelte empiriche	Alternative	Durata	Altre misure/commenti
Vene	Tromboflebiti settiche	Cateterizzazione secondaria	S. aureus Pseudomonas Coliformi	Se MRSA Vancomicina			
				Penicilline antistafilo-cocciche o Vancomicina + Aminoglicosidi Cefepime Se GNB Cefalosporine di 3ª generazione o Piperacillina + Aminoglicosidi o Aztreonam	Cefalosporine Cirpofloxacina se Pseudomonas Per MRSA considerare se intolleranti a Vancomicina o fallimenti: Linezolid o Daptomicina	Alla necessità 10-21 die	Rimuovere catetere. Può essere necessaria legatura. Evitare permanenza cateteri prolungata. Escludere endocarditi.
		Alimentazione parenterale	Candida Altri batteri	Amfotericina B o Echinocandine Se batterica, antibiotici		Sconosciuta	Con candidiasi verificare fondo per escludere oftalmiti. Sequele tardive; possono verificarsi focolai metastatici, ie artriti.
		Postaborto	Anaerobi Bacteroides clostridi Streptococcus	Clindamicina + Aminoglicoside o Aztreonam Piperacillina o Cefalosporine	Cloramfenicolo Cefoxitin Cefotetan	All'occor-renza	Anticoagulante. Può essere necessario. rimuovere focus settico.

				di 3ᵃ generazione Se settico aggiungere Aminoglicosidi o Aztreonam Piperacillina/ Tazobactam		

APPARATO DIGERENTE

Distretto	Patologia		Organismo	Terapia	Durata	Note
Bocca	Infezione di Vincent (angina)	Gengiviti necrotizzanti	*Fusobacteria Bacteroides spirochete*	Clindamicina Tetraciclina Piperacillina/ Tazobactam	1-3 settimane	Analgesici. Migliorare igiene orale. Deferimento dentale.
	Candidiasi		*Candida albicans*	Nistatina Lavaggi		
Stomaco	Gastriti Gastrici ulcerose		*H. pylori*	Claritromicina o Amoxicillina con: Omeprazolo o Ranitidina + Citrato bismuto	2 settimane con farmaci antisecretori	Raccomandata ulteriore terapia antisecretoria x 2 settimane.
				Bismuto + Tetracicline + Metronidazolo: se utilizzata questa tripla terapia vedere "Durata"		
Intestini	Gastroenteriti batteriche acute	Shigellosi	*Shigella*	Ciprofloxacina Ofloxacina Ampicillina TMP/SMX Tetracicline		Molti resistenti ad Ampicillina e alcune Tetracicline.
				Rifaximina	1 settimana	

Localizzazione	Diagnosi primaria	Diagnosi secondaria	Patogeni	Scelte empiriche	Alternative	Durata	Altre misure/commenti
		Salmonellosi	*Salmonella enteritidis*	Ciprofloxacina Ofloxacina Ampicillina Amoxicillina	TMP/SMX	1 settimana	Trattare solo pazienti sintomatici, anziani e bambini immunocompromessi.
		Altri agenti	*Campylobacter E. coli invasiva*	Eritromicina Ciprofloxacina Ofloxacina Ampicillina	TMP/SMX	1 settimana	Integrazione fluidi.
		Rotavirus	Fluidi			1 settimana	
	Yersiniosi	Cibo contaminato	*Yersinia enterocolitica Y. pseudoiotuberculosis*	Gentamicina	Ciprofloxacina Doxiciclina Cloramfenicolo i.v.	Alla necessità	Può simulare malattia infiammatoria intestinale. Spesso associata con artrite.
	Diarrea del viaggiatore	Turista. Prevenire con Doxiciclina o Sub salicilato bismuto	*E. coli*, produttori tossine	Integrazione fluidi Ciprofloxacina Rifamixina (200 mg qd)	Tetracicline Ampicillina Ofloxacina TMP/SMX	5 die 3 die	Non usare sedativi intestinali, per es. Diphenoxylate, oppiati.
	Colera		*Vibrio cholerae El Tor vibrio*	Doxiciclina	Ciprofloxacina TMP/SMX	3 die	Integrazione fluidi i.v. rapido. Poi p.o. se i.v. non è possibile.
	Febbre tifoide		*Salmonella typhi S. paratyphi*	Ampicillina Cloramfenicolo i.v.	TMP/SMX Ceftriaxone	14-21 die	Resistenza a Cloramfenicolo comune

Distretto		Patogeno	Terapia	Alternativa	Durata	Note
Antrace addominale	Diarrea	B. anthracis	Ciprofloxacina Ofloxacina / Ciprofloxacina Doxiciclina	Possibili altri chinoloni	60 die	in Africa centrale e meridionale. Possibile sepsi.
Giardiasi		Giardia lamblia	Furazolidone Metronidazolo		1 settimana	Parassita nelle feci e in aspirato duodenale.
Ulcera duodenale		H. pylori	Claritromicina o Amoxicillina con: Omeprazolo o Ranitidina + Citrato bismuto	Bismuto + Tetracicline + Metronidazolo: se utilizzata questa tripla terapia vedere terapia vedere "Durata"	2 settimane con farmaci antisecretori	Raccomandata ulteriore terapia antisecretoria x 2 settimane.
Diverticoliti		Enterobacteriaceae Anaerobi	Ampicillina p.o. Tetraciclina p.o. Amoxicillina/ Clavulanato p.o.	Se il paziente è grave, Aminoglicosidi o Aztreonam + Ampicillina o Clindamicina o Ampicillina/Sulbactam o Cefoxitina o Cefotetan. Cefalosporine di 3ª generazione + Metronidazolo Piperacillina/ Tazobactam Chinoloni (usati in combinazione con	Alla necessità	Integrazione fluidi. Non usare Cefoxitina o Imipenem con Aztreonam.

3.1 Classificazione per distretto corporeo

Localizzazione	Diagnosi primaria	Diagnosi secondaria	Patogeni	Scelte empiriche	Alternative	Durata	Altre misure/commenti
					Metronidazolo) Cefepime + Metronidazolo Tigeciclina		
Retto, ano	Ascesso anorettale	Ascesso perirettale	Enterobacteriaceae Bacteroides Enterococchi	Clindamicina + Aminoglicosidi o Aztreonam o Ciprofloxacina o Ofloxacina o Ampicillina/Sul. o Piperacillina o Mezlocillina o Cefalosporine di 3ª generazione Cefoxitin o Cefotetan Metronidazolo + Aminoglicosidi o Aztreonam Piperacillina/Tazobactam Tigeciclina	Meropenem	Alla necessità	L'intervento chirurgico è la terapia primaria.
Appendice	Appendicite acuta perforante	Perforazione	Organismi come sopra	Ampicillina/Sulbactam o	Imipenem/Cilastatina Meropenem	Alla necessità	Chirurgia e antibiotici per perforazioni.

Peritoneo	Peritoniti	Secondaria (lesioni intestinali)	E. coli Klebsiella Enterococchi Flora anaerobica	Cefalosporine di 3ª generazione o Cefoxitina o Cefotetan o Ampicillina/Sulbactam Cefepime o Ciprofloxacina + Metronidazolo Tigeciclina	Mezlocillina o Cefalosporine di 3ª generazione o Cefotetan Clindamicina o Metronidazolo + Aminoglicosidi o Aztreonam Piperacillina/Tazobactam Cefepime + Metronidazolo Tigeciclina	Imipenem/Cilastatina Meropenem Ertapenem	Alla necessità	Aggiustare terapia in attesa delle emocolture.
		Per lesioni del colon	E. coli B. fragilis Klebsiella	Cefepime o Ciprofloxacina + Metronidazolo		Meropenem Cefoxitin o Cefotetan o Cloramfenicolo i.v.	Alla necessità	Drenaggio chirurgico. Aggiustare terapia in attesa delle emocolture.

3.1 Classificazione per distretto corporeo

Localizzazione	Diagnosi primaria	Diagnosi secondaria	Patogeni	Scelte empiriche	Alternative	Durata	Altre misure/commenti
			Enterobacter	Clindamicina + Aminoglicosidi o Aztreonam o Piperacillina/ Tazobactam Metronidazolo + Aminoglico- sidi o Aztreonam o Ampicillina/ Sulbactam Tigeciclina	+ Aminoglicosidi Ertapenem Imipenem		
		Ascessi intra- addominali, fistule		Ciprofloxacina + Metronida- zolo Tigeciclina			Drenaggio chirurgico.

FEGATO E VIE BILIARI

Fegato	Ascessi	Infezioni secondarie gastrointestinali, spesso critiche	*Coliformi* *Anaerobiche* *B. fragilis* *Enterococchi*	Cefalosporine di 3ª generazione Aminoglicosidi + Clindamicina o Metronidazolo + Aminoglicosidi Cefoxitina o Cefotetan Chinoloni o Piperacillina/ Tazobactam	Imipenem Meropenem	Alla necessità	È necessaria aspirazione o chirurgia.
Cistifellea	Colecisti Colangiti	Acuta, non ostruttiva Cronica, ostruzioni	*E. coli* *Klebsiella* *Enterococchi*	Cefalosporine (Cefuroxime) Cefepime + Metronidazolo Piperacillina/ Tazobactam Tigeciclina Cefalosporine (Cefuroxime) o Piperacillina/ Tazobactam Tigeciclina		Alla necessità	Fluidi, successivamente chirurgia.

Localizzazione	Diagnosi primaria	Diagnosi secondaria	Patogeni	Scelte empiriche	Alternative	Durata	Altre misure/commenti
			Coliformi *Anaerobi* *Clostridium* (in diabetici) *E. coli* *Klebsiella* *Enterococchi*	Cefalosporine o Piperacillina o Ampicillina/ Sulbactam Piperacillina/ Tazobactam Tigeciclina	Clindamicina + Aminoglicosidi o Aztreonam Chinoloni	Alla necessità	Fluidi: aggiustare terapia in attesa delle emocolture.

Rene e tratto urinario	Infezioni tratto urinario inferiore	Asintomatico Associato a batteriuria con esacerbazioni ricorrenti	E. coli Klebsiella Proteus Enterobacter	Amoxicillina Ampicillina o TMP/SMX o Cefalosporina Ciprofloxacina	Ofloxacina	7-14 die 3-7 die	Verificare la presenza di eventuali difetti anatomici. Se Proteus possibili calcoli.
		Trattare giovani e donne gravide come per cistiti. Non usare sulfonamidi nell'ultimo trimestre di gravidanza.					
		Cistiti, no patologie sottostanti	E. coli	TMP/SMX Ampicillina Ciprofloxacina	Cefalosporine orali Ofloxacina Cefpodoxime Proxetil Levofloxacina	7 die 3 die	TMP/SMX, Tetracicline e Chinoloni controindicati in gravidanza.
	Infezioni tratto urinario superiore	Pielonefriti: Acquisite in comunità	E. coli P. mirabilis	Ampicillina o Cefalosporine Ciprofloxacina (solo E. coli)	TMP/SMX Cefalosporina o Ofloxacina Aminoglicosidi o Aztreonam Cefalosporine di 3ª generazione o Ciprofloxacina	14 die 7 die 10 die 14 die	Ripetere coltura al 2° giorno. Se persiste la febbre, verificare la presenza di ascesso o di ostruzione renale. E. coli acquisita in comunità è solitamente sensitiva; acquisita in ospedale è spesso resistente. Necessarie 6 settimane di terapia.
		Acquisite in ospedale	Klebsiella Enterobacter	Cefalosporine o Piperacillina			

Localizzazione	Diagnosi primaria	Diagnosi secondaria	Patogeni	Scelte empiriche	Alternative	Durata	Altre misure/commenti
			Pseudomonas Enterococchi	Mezlocillina Ticarcillina/ Clavulanato TMP/SMX Piperacillina/ Tazobactam Cefepime			
	Ascesso perinefrico		S. aureus E. coli	Cefalosporine Piperacillina/ Tazobactam Ticarcillina/ Clavulanato	Imipenem Meropenem Aminoglicosidi Chinoloni?	14-28 die	Drenaggio percutaneo o chirurgico. Terapia follow-up basata sui risultati della coltura.
Prostata	Prostatiti	Acute	E. coli Klebsiella Enterobacter Proteus S. aureus N. gonorrhoeae C. trachomatis	Chinoloni Cefalosporine di 3ª generazione Piperacillina/ Tazobactam o Ampicillina + Aminoglicosidi	TMP/SMX	14 die	Incoraggiare fluidi. Analgesici, riposo. Raramente colture positive.
		Croniche	E. coli Klebsiella Enterobacter Proteus Enterococchi Psuedomonas	Chinoloni Doxiciclina TMP/SMX Eritromicina Azitromicina	Ciprofloxacina se Pseudomonas	4-28 die x 16 settimane	Trattare infezioni complicate. Indicata terapia a lungo termine. Associate a ricorrenti infezioni urinarie croniche e inadeguate terapie.

Epididimo, testicolo	Orchiti epididimiti	Giovani, solitamente trasmesse sessualogica-mente	Chlamydia	Ceftriaxone Doxiciclina Levofloxacina Ofloxacina	Eritromicina Ciprofloxacina	10-14 die 7-28 die 10 die 10 die	Riposo, trattamento del partner.
		Pazienti anziani	E. coli Proteus				Trattamento secondo le colture urinarie.

Localizzazione	Diagnosi primaria	Diagnosi secondaria	Patogeni	Scelte empiriche	Alternative	Altre misure/commenti
Salpingi, annessi, utero	Malattie sessualmente trasmesse		N. gonorrhoeae e/o C. thracomatis	Non complicate: 1) Ceftriaxone 125 mg i.m. 2) Cefixime 400 mg p.o. x 1 3) Cirpofloxacina 250 mg p.o. x 1 4) Ofloxacina 400 mg p.o. x 1 5) Cefpodoxime proxetil 200 mg p.o. x 1 6) Cefuroxime axetil 1 g p.o. x 1 7) Azitromicina 2 g p.o. Tutto quanto sopra più Tetraciclina 500 mg p.o. qid x 7 die o Doxifloxacina 100 mg bid x 7 die	Per infezioni gonococciche diffuse: 1) Ceftriaxone 1 g/die i.m. o i.v. fino a miglioramento, poi continuare per 24-48h Ceftizoxime o Cefotaxime 1 g i.v. q8h fino a miglioramento, poi continuare per 24-48h 2) se allergici alle β-lattamine, Spectinomicina 2 g i.m. bid q24-48h, poi aggiungere: Cefixime 400 mg p.o. bid x 7 die o Ciprofloxacina 500 mg p.o. bid x 7 die	Evitare rapporti sessuali. Resistenza gonococcica alle Tetracicline e TMP/SMX è aumentata in paesi in via di sviluppo. Trattare il partner.

Infiammazioni pelviche (PID) salpingiti o endometriti	Dispositivo intrauterino	*Coliformi Bacteroides Chlamydia N. gonorrhoeae C. trachomatis Mycoplasma hominis*	Per PID, se ospedalizzati terapia parenterale con: a) Cefoxitina 2 g i.v. q6h o Cefotetan 2 g i.v. bid + Doxiciclina 100 mg p.o. o i.v. bid. Entrambi gli agenti sono indicati per almeno 48h dopo miglioramento delle condizioni critiche. Poi Doxiciclina 100 mg p.o. bid x 10-14 die b) Clindamicina 900 mg i.v. q8h + Gentamicina, dose di carico i.v. o i.m.	Terapia alternativa per gonorrea: Spectinomicina 2 g i.m. q12h fino a miglioramento seguito da Tetraciclina o Doxiciclina	Tutti i pazienti devono essere trattati per infezioni da *Clamidiae*, Doxiciclina 100 mg bid x 7 die o Ofloxacina 300 mg bid x 7 die (in gravidanza usare Eritromicina base 500 mg bid x 7 die)	Se sono presenti ascessi o se i pazienti non rispondono, è necessaria la chirurgia.

Localizzazione	Diagnosi primaria	Diagnosi secondaria	Patogeni	Scelte empiriche	Alternative	Altre misure/commenti
				(2 mg/kg peso corporeo), seguito da 1,5 mg/kg q8h. Entrambi gli agenti per 48h dopo miglioramento delle condizioni. Doxiciclina 100 mg p.o. bid x 10-14 die o Clindamicina 450 mg qid x 10-14 die		
				c) Ampicillina/ Sulbactam 3 g i.v. q6h + Doxiciclina 100 mg p.o. o i.v. q12h o Ofloxacina 400 mg i.v. q12h o Levofloxacina 500 mg qd i.v. con o senza Metronidazolo 500 mg i.v. q8h		

			d) Piperacillina/ Tazobactam 3,375 g q6h. Se ambulatorialmente: sia Cefoxitin 2 g i.m. + Probenecid 1 g p.o. o Ceftriaxone 250 mg i.m. o equivalente Cefalosporina + Doxiciclina 100 mg p.o. bid x 10-14 die o Tetracicline 500 mg qid x 10-14 die	
	Endometriti		Bacteroides Clostridium perfrigens E. coli Enterococchi Streptococchi gruppo A o B	Penicillina o Piperacillina/ Tazobactam o Cefalosporine di 3ª generazione, Clindamicina o Cefoxitin + Aminoglicosidi o Aztreonam o Ampicillina/Sulbactam Ticarcillina/ Clavulanato	È necesaria isterectomia D e C. O_2 iperbarica è d'aiuto in infezioni da clostridi. Spesso coagulazioni intravascolari disseminate (DIC). Endometriti da altre cause richiedono intervento chirurgico ed eventualmente terapia anticoagulante per trombosi delle vene pelviche.

Localizzazione	Diagnosi primaria	Diagnosi secondaria	Patogeni	Scelte empiriche	Alternative	Altre misure/commenti
	Infezioni da *Chlamydia*		*C. trachomatis*	Tetraciclina 500 mg q6h x 7 die o Doxiciclina 100 mg bid x 7 die Ofloxacina 300 mg bid x 7 die Azitromicina 1 g SD	Eritromicina base 500 mg qid x 7 die Sulfisoxazolo 500 mg qid x 10 die	Trattamento intermedio per partner sessuali.
Vagina	Vaginiti		*Candida albicans*	Fluconazolo 150 mg p.o. x 1 dose Clotrimazolo crema 1% 5 g intravaginale x 7-14 die Miconazolo ovuli 200 mg 1 x 3 die Terconazolo crema 5 g intravaginale HS x 3 die	Violetto di genziana topicamente	Controllo in diabetici.
			Trichomonas vaginalis	Metronidazolo 500 mg bid x 7 die	Metronidazolo 2 g x 1 dose	Trattare partner maschile con metronidazolo 2 g x 1 dose se richiesto.
	Vaginosi batterica		*Gardnerella vaginalis* M. hominis Mobiluncus species	Metronidazolo 500 mg p.o. bid x 7 die	Clindamicina crema 2% 5 g intravaginale prima di dormire x 7 die o Metronidazolo gel 0,75% 5 g intravaginali bid	Non è noto il trattamento di routine necessario per partner maschile. Organismi spesso associati con altri anaerobi.

Uretriti non gonococciche (NGU)		Prevotella species Chlamydia trachomatis Ureaplasma urealyticum	Doxiciclina 100 mg bid x 7 die Azitromicina 1 g SD	x 5 die o Clindamicina 300 mg p.o. bid x 7 die Eritromicina 500 mg p.o. qid x 7 die o Eritromicina succinato 800 mg p.o. q6h x7 die o Eritromicina base 250 mg qid x 14 die o Eritromicina etilsuccinato 400 mg qid x 14 die Levofloxacina 500 mg qd x 7 die	Trattare partner maschile. In gravidanza usare solo Eritromicina.

Localizzazione	Diagnosi primaria	Diagnosi secondaria	Patogeni	Scelte empiriche	Alternative	Durata	Altre misure/commenti
Tratto genitourinario	Infezioni da *Chlamydia*		*Chlamydia trachomatis*	Azitromicina 1 g p.o. x 1 dose o Doxiciclina 100 mg bid x 7 die	Ofloxacina 300 mg p.o. bid x 7 die o Eritromicina base 500 mg p.o. qid x 7 die o Eritromicina etilsuccinato 800 mg p.o. qid x 7 die Azitromicina 1 g SD		
	Sifilide	Sifilide inferiore a 1 anno di durata	*Treponema pallidum*	Benzatina Penicillina G 2,4 MU i.m. x 1	Se allergici alla Penicillina, Ceftriazone 1 g i.m./i.v. qd x 8-10 die Tetraciclina 500 mg q6h o Doxiciclina 100 mg bid o Eritromicina base 500 mg q6h	14 die 14 die 14 die	
		Sifilide o più di 1 anno di durata (eccetto neurosifilide, incluso sifilide cardiovascolare)	*Treponema pallidum*	Stessa dose, 1 volta alla settimana x 3 settimane	Doxiciclina 100 mg p.o. bid x 28 die Tetraciclina 500 mg q6h Eritromicina 500 mg q6h	28 die 28 die	Non pubblicati studi che documentano l'efficacia di farmaci diversi da Penicilline.

Perineo, pene						
	Neurosifilide	Treponema pallidum	Penicillina 18-24 MU/die i.v. in dosi separate x 10-14 die seguita da 2.4 MU Benzatine Penicillina i.m. sett. x 3 dosi	Penicillina procaina 2.4 MU/die i.m. + Probenecid 50 mg qid x 10 die seguiti da Benzatina Penicillina 2.4 MU i.m. settimane x 3 dosi		Nessuno di questi regimi è stato adeguatamente studiato. Allergici alle Penicilline: Tetracicline 500 mg p.o. qid x 28 die.
	Linfogranuloma venereo	Chlamydia	Doxiciclina 100 mg bid x 21 die	Eritromicina 500 mg p.o. qid x 21 die o Sulfasoxazolo 500 mg p.o. qid x 21 die	14 die	Problemi di stenosi rettale femminile. Comune ricaduta.
	Gancrena	Haemophilus ducreyi	Azitromicina 1 g p.o. x 1 o Ceftriaxone 250 mg i.m. 1 dose o Eritromicina p.o. 500 mg qid x 7 die Ciprofloxacina 500 mg p.o. bid x 3 die			Nelle lesioni pustolose, possono apparire organismi gram-positivi.
	Granuloma inguinale	Calymmatobacterium granulomatis	Doxiciclina 100 mg p.o. bid x 3	Eritromicina 500 mg p.o. qid x 3 settimane Ciprofloxacina 750 mg	10-14 die	Può coesistere con altre infezioni veneree.

3.1 Classificazione per distretto corporeo

Localizzazione	Diagnosi primaria	Diagnosi secondaria	Patogeni	Scelte empiriche	Alternative	Durata	Altre misure/commenti
				settimane TMP/SMX-DS bid x 3 settimana	p.o. qd x 3 settimane Aztromicina 1 g p.o. ogni settimana x 3 settimane		
	Herpes simplex 2 - episodio iniziale		Herpes simplex 2 Herpes simplex 1 (5-10%)	Acyclovir p.o. 400 mg tid x 7 die Aciclovir i.v. usato per AIDS o altri pazienti immuno-compromessi Famciclovir 250 mg tid x 7-10 die Valacyclovir 1000 mg bid x 7 die Per pazienti AIDS: Vancyclovir 500 mg bid x 5 die		7-10 die	Evitare rapporti sessuali durante la fase iniziale della terapia.

Herpes simplex - infezioni ricorrenti	Acyclovir 400 mg p.o. tid x 5 die o Acyclovir 200 mg p.o. 5 volte/die x 5 die o Acyclovir 800 mg p.o. bid x 5 die o Famciclovir 125 mg bid p.o. x 5 die o Valacyclovir 500 mg bid p.o. x 3-5 die 1 g qd x 5 die	
Herpes simplex - terapia soppressiva	Acyclovir 400 mg bid p.o. o Famciclovir 250 mg bid p.o. o Vlacyclovir 1 g qd p.o.	

Localizzazione	Diagnosi primaria	Diagnosi secondaria	Patogeni	Scelte empiriche	Alternative	Durata	Altre misure/commenti
			SISTEMA NERVOSO				
Cervello	Ascessi	Endocarditi e a seguire chirurgia CNS	S. aureus	Oxacillina o Vancomicina Oxacillina + Cefalosporine di 3ª e 4ª generazione Linezolid		3-6 settimane	Drenaggio aspirato o chirurgico. Regolare agenti in attesa dei risutati delle colture.
			Pseudomonas	Ceftaxidime Piperacillina + Tobramicina Cefepime	Gentamicina Amicacina Meropenem	3-6 settimane	Drenaggio aspirato o chirurgico. Regolare agenti in attesa dei risutati delle colture.
		Altre infezioni anaerobiche Infezioni ottiche Malattie cianotiche congenite del cuore	Bacteroides Actinomyces Streptococchi anaerobi Proteus	Penicillina G dose elevata Metronidazolo (non approvato)	Cefotaxime o Ceftriaxone + Metronidazolo	4-6 settimane	Richiesto drenaggio aspirato o chirurgico.
	Infezioni da Shunt		S. epidermidis	Adulti: Vancomicina + Rifampicina Bambini: Ceftriaxone o		Fino al termine	Può essere necessaria rimozione.

Meningi					
	Meningiti in neonati	Streptococchi gruppo B E. coli Listeria Pseudomonas	Cefotaxime + Vancomicina Ampicillina o Penicillina G + Aminoglicosidi, Cefotaxime o Ceftriaxone	Penicillina G	21 die	
	Meningiti in bambini al di sotto dei 10 anni	H. influenzae Meningococcus Pneumococcus	Ceftriaxone o Cefuroxime + Vancomicina + Dexametasone	Meropenem Per gravi allergie PCN: Vancomicina TMP/SMX	10-14 die	Se H. influenzae è resistente ad Ampicillina e in pazienti allergici alle Penicilline, somministrare Cloramfenicolo i.v.. Per ceppi resistenti a Penicilline, combinare terapia con Vancomicina, Ceftriaxone o Cefotaxime più Rifampicina.
	Meningiti in adulti	Meningococcus Pneumococcus H. influenzae	Penicillina G 24 MU o Ampicillina 12 g Ceftriaxone 4 g o Cefotaxime 12 g	Cloramfenicolo Cefuroxime Eritromicina se allergici alle Penicilline	10-14 die	Arteriti associate a Pneumococchi. Possono verificarsi meningococcemie con coagulazioni intravascolari disseminate. Per ceppi resistenti a Penicilline, combinare terapia con Vancomicina, Ceftriaxone o Cefotaxime più Rifampicina.

Localizzazione	Diagnosi primaria	Diagnosi secondaria	Patogeni	Scelte empiriche	Alternative	Durata	Altre misure/commenti
			S. aureus *Pseudomonas* *Entero-bacteriaceae*	Oxacillina o Oxacillina per *S. aureus* Cefotaxime o Ceftizoxime Ceftriaxone o altri batteri gram-negativi Per *Pseudomonas* Ceftazidime o Piperacillina	Può essere dato Aztreonam per *Pseudomonas* in combinazione con Ciprofloxacina i.v. Linezolid per MRSA	2-3 settimane	Può essere necessaria Gentamicina intratracheale per *Pseudomonas*.
	Meningiti in adulti/bambini	Immuno-compromessa	*Listeria*	Ampicillina + Aminoglicosidi	TMP/SMX Cloramfenicolo i.v. Linezolid levofloxacin		Può succedere recidiva. Cloramfenicolo i.v. è stato associato a fallimenti.
			Cryptococcus	Amfotericina + 5-FC o Fluconazolo	Voriconazolo	4-8 settimane fino a quando il paziente è afebbrile e le colture negative	Amfotericina 0,6 mg/kg/die + 5-FC 150 mg/kg/die. Fluconazolo 200 mg/die. Può manifestarsi malattia in pazienti normali.

	Toxoplasma gondii	Sulfadiazine 1-1,5 g p.o. q6h + Pirimetamina 75-100 mg p.o. + acido folinico 10-15 mg/die p.o. x 3-6 settimane	TMP/SMX 5/25 mg sulla base di TMP dose i.v./p.o. q12h x 30 die		Usare farmaci che penetrino CNS. Monitorare la funzione epatica.
Meningite tubercolare	*M. tuberculosis*	Isoniazide + Rifampicina Pirazinamide Etambutolo	Cicloserine	Da 9 mesi a 1 anno (durata ottimale della terapia non determinata)	
Profilassi: evitare i contatti (familiari) con meningiti meningococciche	*N. meningitidis*	Adulti: Rifampicina qd x 2 die Bambini: Rifampicina 10-20 mg/kg p.o. qd x 4 die o Ciprofloxacina 500 mg	Minociclina p.o. 100 mg bid x 5 die 600 mg p.o. Ceftriaxone 250 mg i.m. per adulti, 125 mg i.m. per bambini <15 anni	Per pazienti >8 anni	

3.1 Classificazione per distretto corporeo

Localizzazione	Diagnosi primaria	Diagnosi secondaria	Patogeni	Scelte empiriche	Alternative	Durata	Altre misure/commenti
	Profilassi: evitare i contatti (familiari)		H. influenzae	Rifampicina può essere utile, dosaggio come sopra		4 die	
			CUTE E ANNESSI				
Pelle	Cellulite	Trauma della pelle	Streptococchi G gruppo A o B, C S. aureus	Se non gravi terapia orale: Dicloxacillina, Cefalexina, Cefadroxil, Amoxicillina/ Clavulanato. Se sospetto MRSA Vancomicina TMP/SMX (non copre β-Streptococchi)	Terapia orale: Macrolidi, Clindamicina, Levofloxacina, Moxifloxacina Terapia i.v.: Vancomicina, Linezolid, Daptomicina	Determinata clinicamente Solitamente 10 die (uno studio ha 5 die effettivi x infezioni non complicate)	Richiesto sbrigliamento chirurgico.
		Cellulite estremità inferiori associata a ulcera cronica	Streptococchi gruppo A S. aureus Bacilli gram-negativi anaerobi	Ampicillina/ Sulbactam Piperacillina/ Tazobactam Ertapenem, Imipenem, Meropenem	Tigeciclina, Clindamicina + Ciprofloxacina o Levofloxacina; aggiungere Vancomicina se MRSA (considerare inoltre	Determinata clinicamente	Sbrigliamento.

			Aggiungere Vancomicina se sospetto MRSA (considerare inoltre Linezolid o Daptomicina)	Linezolid o Daptomicina)		
Fasciti necrotizzanti	Trauma in acqua dolce	Aeromonas hydrophila	Fluorochinoloni	Imipenem Aminoglicosidi		
	Trauma in acqua salata	Vibrio vulnificus	Fluorochinoloni, Ceftazidime, Cefepime	Doxiciclina		
		Streptococchi gruppo A S. aureus	Penicillina o Oxacillina + Clindamicina; per MRSA usare Vancomicina	Cefalosporina Clindamicina Linezolid Daptomicina (MRSA)	Determinata clinicamente	Chirurgia obbligatoria.
		Polimicrobi (anaerobi e aerobi)	Piperacillina/ Tazobactam Imipenem, Meropenem, Ertapenem	Ciprofloxacina o Levofloxacina + Clindamicina o Metronidazolo		
Impetigini		Streptococchi gruppo A S. aureus	Topico: Mupirocina Orale: Penicillina per	Macrolidi Clindamicina Cefalosporine	Determinata clinicamente	Possono essere gravi in pazienti neonatali.

3.1 Classificazione per distretto corporeo

Localizzazione	Diagnosi primaria	Diagnosi secondaria	Patogeni	Scelte empiriche	Alternative	Durata	Altre misure/commenti
			Streptococchi gruppo A: se S. aureus Dicloxacillina (TMP/SMX, Minociclina, Doxiciclina CA-MRSA)				
	Morsi	Umani e animali	Anaerobi P. multocida (gatti o cani) Capnocytophaga canimorsus (cani) Streptococcus viridans S. aureus Eikenella (umani)	Ampicillina/ Sulbactam i.v. o Amoxicillina/ Clavulanato x terapia p.o.	Clindamicina + Levofloxacina o Ciprofloxacina Cefoxitin Cefotetan Tigeciclina	Determinata clinicamente	Pulire accuratamente. Controllare lo stato di immunizzazione al tetano.
	Foruncolosi		S. aureus (MSSA o MRSA)	Dicloxacillina, Oxacillina o Oxacillina i.v., ma spesso non necessari (drenaggio locale spesso adeguato)	Cefalosporine Se riguarda CA-MRSA: TMP/SMX, Minociclina, Doxiciclina	Determinata clinicamente	Incisioni e drenaggio. Sapone antibatterico, (per es, Hexachlorophene). Evitare manipolazione eccessiva.

Foruncolosi ricorrente	Verificare vettori	*S. aureus*	Se la coltura nasale è positiva, Mupirocina nasale Terapia orale: Dicloxacillina o TMP/SMX + Rifampina	Cefalexina + Rifampicina	10 die	
Acne vulgaris		*P. acnes*	Tetraciclina, Minociclina, Clindamicina topica	Eritromicina, Acido retinoico per grave acne cistica	Determinata clinicamente	La dieta può svolgere un ruolo nel trattamento. Evitare la manipolazione, a eccezione del medico.
Erisipela		*Streptococchi gruppo A*	Penicillina, Oxacillina o Cefalosporina se S. aureus	Clindamicina, Macrolidi (se resistenti a *Streptococchi gruppo A*); Vancomicina se MRSA	10 die	Trattare prontamente.
Shock tossico	Ipotensione, febbre alta, spesso associata a uso di tamponi assorbenti	*Tossina S. aureus*	Vancomicina, se MRSA Oxacillina	Cefazolina, se MRSA Linezolid o Daptomicina	10-14 die	Può verificarsi nei maschi. Desquamazione.
	Associata con varicella, usare FANS, fasciti necrotizzanti	*S. pyogenes*	Penicillina + Clindamicina	Cefalosporina o Vancomicina + Clindamicina		

3.1 Classificazione per distretto corporeo

Localizzazione	Diagnosi primaria	Diagnosi secondaria	Patogeni	Scelte empiriche	Alternative	Durata	Altre misure/commenti
	Ferita settica	Postoperatoria	S. aureus (più comuni) Streptococchi gruppo A Coliformi Serratia Pseudomonas Enterococchi Anaerobi (se coinvolgono la chirurgia del tratto GI)	Per Stafilococchi/Streptococchi: Oxacillina, Cefalosporina. Per Polimicrobi: Piperacillina/Tazobastcam Ertapenem, Imipenem, Meropenem, Ampicillina/Sulbactam Usare in associazione con Vancomicina se riguarda MRSA	Stafilococchi/Streptococchi: Clindamicina, Vancomicina Polimicrobi: Tigeciclina Clindamicina + Ciprofloxacina o Levofloxacina; Linezolid o Daptomicina se MRSA	Determinato clinicamente	Drenaggio. Il programma dipende dai batteri isolati. Se addominale usare agenti anti-anaerobi.
		Traumatica	S. aureus Streptococchi gruppo A Coliformi C. perfrigens C. tetani Pseudomonas	Per Stafilococchi/Streptococchi: Oxacillina, Cefalosporina Per Polimicrobi: Piperacillina/	Stafilococchi/Streptococchi: Clindamicina, Vancomicina Polimicrobi: Tigeciclina Clindamicina + Ciprofloxacina o	Determinata clinicamente	Drenaggio dei residui. Verificare lo stato vaccinazione antitetanica.

Distretto	Tipo	Microorganismi	Terapia	Terapia alternativa	Determinazione	Note
		se ferita da puntura (specialmente attraverso la scarpa da tennis)	Tgazobactam Ertapenem, Imipenem, Meropenem, Ampicillina/ Sulbactam Usare in associazione con Vancomicina se riguarda MRSA	Levofloxacina; Linezolid o Daptomicina se MRSA		Si suggerisce biopsia della ferita. Uso di antibiotici sistemici, se colonie maggiori di 10^5/g di tessuto.
Ustione	Locale	Colonizzazione, comune con specie Streptococcus, S. aureus, Coliformi, Pseudomonas Herpes simplex	Argento topico Sulfadiazine Mefenide Argento nitrato Nitrofurazone		Determinata clinicamente	
	Sepsi	S. pyogenes S. aureus	Penicillina per S. pyogenes, Oxacillina per S. aureus	Cefalosporina, Vancomicina, Linezolid, Daptomicina se MRSA	Determinata clinicamente	
Ulcera decubitale		S. aureus Streptococchi gruppo A Anaerobi Coliformi	Ampicillina/ Sulbactam, Ertapenem. Preoccupante se da Pseudomonas	Ciprofloxacina o Levofloxacina + Clindamicina o Metronidazolo, se MRSA Vancomicina,	Determinata clinicamente	Spesso necessaria pulizia chirurgica.

Localizzazione	Diagnosi primaria	Diagnosi secondaria	Patogeni	Scelte empiriche	Alternative	Durata	Altre misure/commenti
			Pseudomonas	Piperacillina/Tazobactam, Cefepime, Imipenem, Meropenem			
	Ulcera necrotica (anthrax)		B. anthracis	Ciprofloxacina Doxiciclina	Levofloxacina Ofloxacina o altri Chinoloni	60 die	Profilassi per soggetti esposti a spore. Non contagioso da persona a persona.
	Infezioni funginee	Tinea capitis	Microsporum Trichophyton	Terbinafine Itraconazolo Fluconazolo	Griseofulvina	6-8 settimane	Inutili agenti topici.
		Tinea corporis	Dermatofiti	Terbinafina topica Miconazolo Clotrimazolo	Terbinafina orale Ketoconazolo Fluconazolo	2-4 settimane	Agenti orali per lesioni estese.
		Tinea pedis Tinea manuum	Trichophyton Epidermophyton	Come sopra	Come sopra	Come sopra ma possono essere necessarie 6-8 settimane	Usare materiale traspirante o sandali aperti.
		Tinea cruris	Dermatofiti	Come sopra	Come sopra	7-14 die	Cambiare terapia se si presenta irritazione.

		Candidiasis (monoliasis)	C. albicans	Clotrimazolo topico	Miconazolo topico Violetto di genziana Fluconazolo orale	7-14 die	
	Infezioni virali	Malattie sottostanti: - linfoma - trapianto renale	Herpes zoster	Famciclovir Acyclovir Valacyclovir		10-14 die	Terapia precoce negli immunocompromessi può impedire la diffusione sistemica, il coinvolgimento e il dolore posterpetico.
	Artrite di Lyme (eritema *chronicum migrans*); artrite migratoria; grandi articolazioni		*Borrelia burgdorferi*	Doxycicline 100 mg p.o. q12h Amoxicillina 500 mg q8h	Cefuroxime axetil 500 mg p.o. q8h	14-21 die 14-21 die	Possono verificarsi meningoencefaliti e carditi. Precoce terapia con Penicillina può interrompere l'artrite e la cardite. Usare Penicillina parenterale per lesioni neurologiche. i.v. Ceftriaxone 2-4 g/die ha avuto successo in alcuni studi clinici anche con coinvolgimento del CNS
Palpebre	Blefarite Ulcerativa		*S. aureus*	Eritromicina oftalmica o Cloramfenicolo unguento per palpebre	Sulfadiazina Neomicina Polimixina B	Alla necessità	Controllare seborrea cuoio capelluto, usati raramente Oxacillina o Oxacillina o Cefalosporine inettabili.
Occhi	Congiuntiviti		*S. aureus* *S. pneumoniae*	Polimixina B topico	Gentamicina topico o	7 die	

3.1 Classificazione per distretto corporeo

Localizzazione	Diagnosi primaria	Diagnosi secondaria	Patogeni	Scelte empiriche	Alternative	Durata	Altre misure/commenti
			E. coli Proteus	oftalmico Bacitracina, Neomicina topica, Ciprofloxacina oftalmica base 0,5%	Tobramicina		
	Congiuntiviti clamidiali neonatali		Chlamydia trachomatis	Eritromicina topico 0,5% unguneto oftalmico o Tetraciclina gocce/unguento 1% q4h x 2 settimane	Eritromicina sciroppo 50 mg/kg/die in dosi separate q6h x 2 settimane (terapia preferita)		
	Oftalmia gonococcica		Neisseria	Ceftriaxone i.m./i.v.		1 dose	Lavaggi salini agli occhi.
		Tracoma	Chlamydia	Doxiciclina p.o.	Eritromicina	1-3 settimane	
	Dacriocistiti	Infiammazione ghiandole lacrimali	S. aureus Streptococcus S. pneumoniae Pseudomonas		Aminoglicosidi	Alla necessità	

Distretto	Patogeni	Terapia		Durata	Note
Endoftalmiti	S. aureus Pseudomonas Klebsiella S. pneumoniae Streptococcus Meningococcus	Vancomicina + Amikacina Iniezioni sub-congiuntivali e/o intravitrei	Cefalosporina + Gentamicina o altri aminoglicosidi	Alla necessità	Colture di sangue + macchia critica Gram. Necessaria vitrectomia.
	Funghi Candida Aspergillus	Amfotericina i.v, Amfotericina B intravitreale Voriconazolo	5-flucitosina (per Candida species)	Alla necessità	Necessaria vitrectomia.
Corio retiniti	Citomegalovirus		Cidofovir + Probenecid		Di solito si verifica in pazienti immunocompromessi.
Cheratiti	Ulcere cornee				
	N. gonorrhoeae	Penicillina sistemica + Tetraciclina topico o Cloramfenicolo gocce oculari Se resistenti a Penicilline, Cefotaxime, Cefuroxime o Ceftraixone		7 die	Striscio urgente, necessarie colture.
	S. pneumoniae	Cefazolina + Tobramicina o Gentamicina	Eritromicina (topico)	7 die	
	S. aureus	Antibiotici antistafilo-coccici sub-congiuntivali	Eritromicina (topico)	Fino a miglioramento	

3.1 Classificazione per distretto corporeo

Localizzazione	Diagnosi primaria	Diagnosi secondaria	Patogeni	Scelte empiriche	Alternative	Durata	Altre misure/commenti
			Pseudomonas	Tobramicina o Gentamicina + Piperacillina o Ticarcillina (topico)	Ciprofloxacina o Ofloxacina (topico)	Fino a miglioramento	Terapia parenterale necessaria.
			Herpes simplex	Trifluridine (topico) Aciclovir topico	Ara-A IDU (topico)	7-14 die	I risultati variano.
			Funghi	Amfotericina B	Natamicina (topico)	Fino a miglioramento	Possono richiedere intervento chirurgico e uso topico di antibiotici subcongiuntivale
		Inclusioni congiuntivali	Chlamydia	Ciprofloxacina o Ofloxacina (topico)	Eritromicina (topico) Sulfacetamide (topico)	Alla necessità	Possono essere necessarie Tetracicline orali

SISTEMA OSTEOSCHELETRICO E MUSCOLI

Muscoli	Piomiositi	Trauma, HIV, iniezione farmaco	*S. aureus*	Oxacillina (Vancomicina se MRSA)	Cefalosporine Vancomicina	Fino a miglioramento	Sbrigliamento chirurgico o aspirazione.
	Miositi clostridiali	Gancrena gassosa	*C. perfrigens* *Altri ceppi clostridi*	Penicillina G dose alta + Clindamicina	Piperacillina Clindamicina Doxiciclina	Fino a miglioramento	Molto importante lo sbrigliamento. In aiuto ossigeno iperbarico.
	Miositi anaerobiche	Può essere presente gas	*Streptococchi anaerobi* *Bacteroides*	Penicillina G + Clindamicina Piperacillina/ Tazobactam Ampicillina/ Sulbactam	Metronidazolo Carbapenemi	Fino a miglioramento	Sbrigliamento.
Ossa	Osteomieliti (acute)	Neonati	*S. aureus* *Streptococchi gruppo A*	Oxacillina o Cefalosporina	Clindamicina Vancomicina	6 settimane	Antibiotico basato sulla coltura.
			Haemophilus	Ampicillina o Ampicillina/ Sulbactam	Cefalosporine di 2^a o 3ª generazione Cloramfenicolo		
		Bambini/adulti	*S. aureus*	Oxacillina (se MRSA Vancomicina)	Cefalosporine Clindamicina Vancomicina	6 settimane	Può esigere chirurgia.
		Postchirurgiche o diffusione continua per ulcere estremità inferiori	*S. aureus* *Streptococcus* *Pseudomonas* *Coliformi* *Anaerobi*	Piperacillina/ Tazobactam Imipenem Meropenem	Ciprofloxacina o Levofloxacina + Clindamicina	6 settimane	Drenaggio. Terapia base antimicrobica definitiva e test di suscettibilità.

3.1 Classificazione per distretto corporeo

3 La terapia antimicrobica nella pratica clinica

Localizzazione	Diagnosi primaria	Diagnosi secondaria	Patogeni	Scelte empiriche	Alternative	Durata	Altre misure/commenti
	Osteomieliti (croniche)	Postchirurgiche, corpo estraneo, trauma	Staphylococcus, Pseudomonas, Altri bacilli gram-negativi (GNB)	Ciprofloxacina o Levofloxacina se considerata terapia p.o. Vancomicina o Teicoplanina se MRSA		3-6 settimane parenterale. Poi fino a 6-12 mesi p.o. in alcuni casi	Spesso necessario aspirato. Di solito necessaria la chirurgia.
Articolazioni	Artriti infettive (settiche)	Neonati	S. aureus, Streptiformi, Coliformi	Oxacillina o Oxacillina (usare Vancomicina se sospetto MRSA) Cefalosporine di 3ª generazione	Vancomicina + Cefalosporine di 3ª generazione o Gentamicina	Fino a miglioramento	
		Bambini	S. aureus, Streptococchi	Oxacillina o Vancomicina (usare Vancomicina se sospetto MRSA) Cefalosporine di 3ª generazione	Cefalosporine di 3ª generazione (+ Vancomicina se MRSA)	2-4 settimane	

	Adulti	S. aureus Streptococchi	Oxacillina o Vancomicina (se a rischio MRSA)	Cefalosporina Clindamicina	2-4 settimane	

	Sottogruppo	Organismo	Terapia 1	Terapia 2	Durata	Note
	Adulti	S. aureus Streptococchi	Oxacillina o Vancomicina (se a rischio MRSA)	Cefalosporina Clindamicina	2-4 settimane	
	Storia venerea o contatto	Gonococcus incluso produttori penicillina N. gonorrhoeae (PPNG)	Cefotaxime Ceftriaxone Cefuroxime	Ciprofloxacina	10-14 die	Rimuovere fluido.
	Nosocomiali	S. aureus (se nosocomiali, probabile MRSA) E. coli Proteus Pseudomonas	Vancomicina + Cefepime o Piperacillina	Vancomicina + Ciprofloxacina Levofloxacina o Aztreonam	Alla necessità	Selezione basata sui dati della coltura.
Organismi speciali	Tubercolosi	M. tuberculosis	Isoniazide + Rifampicina + Pirazinamide	Basato sulla suscettibilità	6 settimane	Non richiesta immobilizzazione. Necessaria sensibilità colturale.
	Brucellosi	B. abortus	Doxiciclina o Tetracicline + Gentamicina o Streptomicina	TMP/SMX	6 settimane	
	Salmonella	S. choleraesuis e altre specie Immuno-compromessi	Ampicillina Ceftriaxone	TMP/SMX Gentamicina Ciprofloxacina	6 settimane	

3.1 Classificazione per distretto corporeo

Localizzazione	Diagnosi primaria	Diagnosi secondaria	Patogeni	Scelte empiriche	Alternative	Durata	Altre misure/commenti
		Artrite di Lyme	*Borrelia burgdorferi*	Doxiciclina 100 mg p.o. q12h Amoxicillina 500 mg p.o. q8h	Penicillina o Ceftriaxone i.v. per CNS e artriti	28 die	Coinvolgimento sistemico, le CNS e possono verificarsi miocarditi. Studi sierologici supportano la diagnosi.

3.2 Classificazione per patogeno

Vengono riportati gli antimicrobici più indicati con il relativo dosaggio, per quei casi in cui il laboratorio fornisce l'indicazione del germe causale o quando vi è un fondato sospetto di quale esso possa essere.

Parassiti	Farmaco	Dosaggio adulti
Ameba (intestinale e/o ascesso al fegato)	Metronidazolo o Paromicina 25-30 mg/kg/q in tid x 7 die	750 mg p.o. tid 10 die seguito da Iodochinololi 650 mg tid p.o. x 20 die
Ascaris e verme (Ancyclostoma duodenale, Necator americano)	Mebendazolo o Albendazolo Pyrantel pamoate	100 mg bid p.o. x 3 die o 500 mg p.o. x 1 dose 400 mg p.o. x 1 dose 11 mg/kg x 1 dose
Babesia microti	Clindamicina più Chinino	1,2 bid i.v. o 600 mg tid p.o. x 7 die 650 mg tid p.o. x 7 die
Cryptosporidium parvum	Spiramicina Paromomomicina	Autolimitata in condizioni normali di host 1 g tid x 1 die, ma la durata della terapia è sconosciuta 500 mg (1 compressa o 25 mL sospensione) q6h assunta con cibo x 3 die
Cyclospora cayentanensis	TMP/SMX	160/800 mg (compresse doppia forza) p.o. bid x 7 die
Cysticercosis	Albendazolo o Praziquantel	400 mg bid p.o. x 8 die, non usare dopo 30 die, efficacia non provata 50 mg/kg/q in tid x 15 die, la chirurgia può essere trattamento alternativo
Echinococcus	Albendazolo	400 mg bid p.o. x 28 die
Echinococcus multilocularis	Mebendazolo	La chirurgia è il trattamento di scelta seguita dalla terapia medica prolungata con Mebendazolo 40-50 mg/kg/die in tid dosaggio per 2 anni dopo chirurgia radicale o per cisti inoperabili
Enterobius	Pyrantel pamoate Mebendazolo Albendazolo	11 mg/kg x 1 dose, ripetuto dopo 2 settimane 110 mg p.o. x 1 dose, ripetuto dopo 2 settimane 400 mg p.o. x 1 dose ripetuto dopo 2 settimane

Giardia lamblia	Metronidazolo	250 mg tid p.o. x 5 die
	Furazolidone	100 mg qid p.o. x 7-10 die
	Nitazoxanide	500 mg (1 compressa o 25 mL sospensione) q12h assunto con cibo x 3 die
Isospora belli	TMP/SMX	160 mg TMP/800 mg SMX qid x 10 die poi bid x 3 settimane
		Per pazienti con AIDS aggiungere TMP/SMX (160 mg/800 mg) bid x 10 die
Leishmaniasis	Sodio stibogluccato o	20 mg/kg/qd i.v. o i.m. 20-28 die in 2 dosi separate
	Meglumine antimoniate o	20 mg/kg/qd 20-28 die
	Amfotericina B o	0.5-1 mg/kg/qd o q 2 die x fino a 8 settimane
	Amfotericina B liposomale o	3 mg/kg ai giorni 1-5, quindi ai giorni 14 e 21
	Amfotericina B dispersione colloidale o	2 mg/kg/die x 10 die
	Amfotericina B lipidi complessi o	3 mg/kg/die qod x 5 dosi
	Pentamidina	2-4 mg/kg/qd o q 2 die i.m. fino a 15 dosi
Malaria *Plasmodium falciparum*	Clorochina	Terapia orale: se clorochino-sensitivi, Clorochina 1 g p.o. seguita da 6h con 500 mg p.o., quindi 500 mg/die p.o. per ancora 2 die
	Chinidina gluconata o	Terapia i.v.: se clorochino-sensitivi, 10 mg/kg dose di carico (max 600 mg) in salina normale oltre 1-2h; quindi 0,02 mg/kg/min, cambiare in p.o. se possibile
	Clorochina	o Clorochina 200 mg i.m. q6h, non superare 800 mg le prime 24h
		Se clorochino-resistenti:
		650 mg q8h x 3-7 die più Doxiciclina
	Chinino sulfato o	100 mg qd x 7 die o più Clindamicina 900 mg tid x 5 die, o Pirimetamine/Sulfadoxina 3 tabs prese l'ultimo giorno di terapia con chinino
	Meflochina o	1,25 g x 1 dose o 750 mg iniziali fino a 500 mg alle h 12

Parassiti	Farmaco	Dosaggio adulti
	Atovaquone o	1.000 mg qd p.o., x 3 die Più proguanil 400 mg qd p.o. x 3 die Più Doxiciclina 100 mg bid p.o. X 3 die
	Quinidina gluconata (terapia i.v.)	10 mg/kg dose di carico (max 600 mg) in salina normale oltre 1-2h; quindi 0,02 mg/kg/min, cambiare in p.o. se possibile
Naegleria	Amfotericina B più Rifampicina più Ketoconazolo	1 mg/kg/die 600 mg/die 200-400 mg/die
Pidocchi	1% Permetrin 1% Crema lindane	Applicare sul cuoio capelluto 1 dose Applicare sul cuoio capelluto 1 dose
Plasmodium vivax	Clorochina più Primaquina	1 g, quindi 500 mg in 6h, poi 500 mg/die x 2 die, poi seguire con Primaquina 15 mg/die x 14 die o
	Atovaquone/Proguanil più Primaquina	Atovaquone 1000 mg qd/Proguanil 400 mg qd p.o. x 3 die seguito da Primaquina 15 mg/die x 14 die Se Clorochina-resistente: Seguire le raccomandazioni per Clorochina *falciparum*-resistente, seguire con Primaquina 15 mg/die x 14 die
Pneumocystis jiroveci	TMP/SMX	Malattia moderata-grave: TMP 15 mg/kg/die x 21 die orali o i.v., tid o qib
	Pentadina isetionata	4 mg/kg/die x 21 die
	Primaquina più Clindamicina x 21 die	Primaquina 30 mg base qd p.o. più Clindamicina 300-600 mg q6h p.o. insieme
	Trimetrexate glucuronato +	Trimetrexate: 45 mg/m^2/die x 21 die

	Leucovorin per iniezione	Leucovorin: terapia alternativa per trattamenti moderati o gravi
	Atovaquone o Trimetoprim più Dapsone	PCR in pazienti immunocompromessi refrattari o intolleranti a TMP/SMX o per i quali è controindicato
		Malattia lieve-moderata: 750 mg bid p.o. x 21 die 5 mg/kg tid p.o. più 100 mg qd p.o. insieme x 21 die
Scabbia	5% Permetrin o 10% Crotamiton o Gamma benzene hexachloride	Applicare topicomente Ivermectin 200 µg/kg x 1 dose (in fase di sperimentazione)
S. mansoni	Praziquantel	40 mg/kg/die in 2 dosi x 1 die
S. haemotobium o S. japonicum	Praziquantel o Oxamniquina	60 mg/kg/die in 2 dosi x 1 die o 15 mg/kg/die x 1 dose 20 mg/kg/die x 3 die in Africa settentrionale e orientale 30 mg/kg/die x 2 die in Egitto e Africa meridionale
Strongyloides	Ivermectin Thiabendazolo Albendazolo	200 mg/die p.o. x 1-2 die 50 mg/kg/die in 2 dosi (max 3 g/die) 400 mg qd p.o. x 3 die
Infezioni da tenia Taenia solium (tenia maiale)	Albendazolo	15 mg/kg/bid (max 400 mg bid) x 8-30 die
Taenia saginatum (tenia carni bovine)	Praziquantel	50 mg/kg/die tib x 30 die
Taenia diphyllobothrium latum (tenia pesci)	Niclosamide	Per 500 mg compresse masticabili x 1 die
Toxoplasma gondii	Pirimetamine più Sulfadiazina Leucovorin	25-100 mg/die x 3-4 settimane più 1-1.5 g qib x 3-4 settimane più 10 mg qd p.o. con Pirimetamina in ogni dose

Parassiti	Farmaco	Dosaggio adulti
	Pirimetamine Sulfadiazine Leucovir	Toxoplasmosi cerebrale in AIDS: 200 mg p.o. x 1 poi 75-100 mg qd p.o. più 1-1,5 g qib p.o. più 1-1,5 g qib p.o. più Si può sostituire Clindamicina 600 mg q6h p.o. o i.v., sulfa-allergici Trattare per 3-6 settimane quando il paziente necessita di suppressione con 500-1000 mg qid p.o. più
	Sulfadiazine Pirimethamine Leucovorin	25-50 mg qd p.o. 10-25 mg qd p.o.
	TMP/SMX	Per profilassi: TMP/SMX-DS p.o. 1 g qd Per terapia: TMP/SMX 10-50 mg/kg/die p.o. o i.v. in 2 dosi separate x 30 die
Trichuris trichiura	Mebendazolo Albendazolo	100 mg bid p.o. x 3 die o 500 mg p.o. x 1 400 mg p.o. x 1 dose (3 die per infezioni gravi)
Larva viscerale migrans *(Toxocariasis)*	Dietilcarbamazina Albendazolo Mebendazolo	6 mg/kg tid x 7-10 die (deve essere ottenuto tramite CDC) 400 mg bid p.o. x 5 die 100-200 mg bid p.o. x 5 die
Trypanosome cruzi	Benznidazolo Nifurtimox	5 mg/kg/die per 60 die 10 mg/kg/die o tid o qid x 120 die

Batteri patogeni	Scelte empiriche	Terapia supplementare	Alternative
Acinetobacter	Piperacillina Piperacillina/Tazobactam Aminoglicosidi TMP/SMX Imipenem Meropenem	Combinazioni possono essere utili Tigeciclina	Ceftaxidime Cefepime Chinoloni Ampicillina/Sulbactam Tigeciclina
Actinobacillus actinomycete-comitans	Amoxicillina	Aminoglicosidi	Tetraciclina (Doxiciclina)
Actinomyces	Penicillina G		Clindamicina Tetracicline
Aeromonas hydrophila	Aminoglicosidi Chinoloni		TMP/SMX
Bacillary angiomatosis (causato da *B. henselae* e *B. quintana*)	Eritromicina o Doxiciclina		Azitromicina Claritromicina
Bacillus antraci (antrax)	Ciprofloxacina Doxiciclina o Penicillina (se sensibili)		Possibili altri chinoloni
Bacteroides fragilis	Clindamicina o Metronidazolo Ampicillina/Sulbactam Piperacillina/Tazobactam Imipenem/Cilastatin Meropenem/Ertapenem		Mezlocillina Cefoxitin Cefotetan Cloramfenicolo Amoxicillina/Clavulanato Ticarcillina/Clavulanato Trovafloxacina

Batteri patogeni	Scelte empiriche	Terapia supplementare	Alternative
Bacteroides melaninogenicus	Penicillina G Clindamicina Cefoxitina Cefotetan Metronidazolo Se produttoridi β-lattamasi: Ampicillina/Sulbactam Piperacillina/Tazobactam		Piperacillina Mezlocillina Tetraciclina Amoxicillina/Clavulanato Ticarcillina/Clavulanato Carbapenemi
Bartonella henselae	Azitromicina Eritromicina Doxiciclina Claritromicina Chinoloni		TMP/SMX Doxiciclina + Rifampicina
Bartonella quintana (febbre da trincea)	Doxiciclina Eritromicina		TMP/SMX
Bordetella	Eritromicina		TMP/SMX
Borrelia	Tetraciclina		Cloramfenicolo
Borrelia burgdorferi	*Diagnosi precoce:* Cefuroxime Doxiciclina Eritromicina Amoxicillina con o senza Probenecid *Diagnosi tardiva:* Penicillina i.v. Ceftriaxone (coinvolgimento neurologico, artrite)		Usare Eritromicina se allergici a Penicilline o Tetracicline. È stato utilizzato Cefuroxime axetil Azitromicina
Brucella	Doxiciclina	Streptomicina o Gentamicina	TMP/SMX

Burkholderia cepacia	TMP/SMX Ciprofloxacina Imipenem Meropenem Ceftazidime	Cloramfenicolo i.v. Minociclina
Calymmatobacterium granulomatis	Doxiciclina TMP/SMX	Ciprofloxacina Azitromicina Eritromicina
Campylobacter	Eritromicina	Clindamicina Doxiciclina Azitromicina Claritromicina
Capnocytophaga species	Clindamicina Amoxicillina/Clavulanato	Ciprofloxacina Penicillina G Imipenem Cefoxitina
Chlamydophila *Chlamydia* *(C. pneumoniae)*	Doxiciclina Moxifloxacina Levofloxacina Eritromicina Azitromicina	Azitromicina Claritromicina
Chlamydia trachomatis	Doxiciclina Azitromicina	Eritromicina Succinato Levofloxacina Ofloxacina
Chromobacterium violaceum	Cloramfenicolo	Ciprofloxacina Imipenem

3.2 Classificazione per patogeno

Batteri patogeni	Scelte empiriche	Terapia supplementare	Alternative
Citrobacter diversus	Imipenem Meropenem Ertapenem Aztreonam Ciprofloxacina Levofloxacina		Piperacillina Mezlocillina Piperacillina/Tazobactam Cefalosporine di 3ª generazione
Citrobacter freundii	Aminoglicosidi Chinoloni Cefepime		Piperacillina/Tazobactam
Clostridium botulinum	Antitoxine β-lattamici se presenti vermi		
Clostridium difficile	Vancomicina o Metronidazolo p.o.	Colestiramina	
Clostridium perfrigens	Penicillina G Metronidazolo		Clindamicina Doxiciclina Cloramfenicolo i.v. Cefoxitina Cefotetan Piperacillina/Tazobactam
Clostridium tetani diphtheriae	Penicillina Metronidazolo	Immunizzazione antitossine	Imipenem Meropenem
Corynebacterium	Eritromicina		Clindamicina Penicillina
Corynebacterium diphtheriae, vettore	Eritromicina		
E. coli (acquisita in ospedale)	Ciprofloxacina Levofloxacina		Ampicillina (se sensibile) Piperacillina

Patogeno			
	Aminoglicosidi Aztreonam o Cefalosporine Piperacillina/Tazobactam Carbapenemi		Aminoglicosidi Aztreonam o Cefalosporine Piperacillina/Tazobactam Carbapenemi
E. coli (urinario)	Ampicillina TMP/SMX Chinoloni		Cefalosporine di 2ᵃ o 3ᵃ generazione
Eikenella corrodens	Penicillina G Amoxicillina/Clavulanato TMP/SMX Chinoloni Ampicillina		Doxiciclina Cefoxitin Cefuroxime Imipenem
Enterobacter	Imipenem Meropenem Cefepime Piperacillina/Tazobactam Aminoglicosidi Aztreonam Ciprofloxacina		TMP/SMX Ticarcillina/Clavulanato Cefalosporine di 3ᵃ generazione Levofloxacina
Enterococcus faecalis	Ampicillina o Penicillina G	Aminoglicosidi per trattamenti di endocarditi o infezioni non-responsive	Vancomicina Piperacillina Ampicillina/Sulbactam Piperacillina/Tazobactam Linezolid
Enterococcus faecium (VRE)	Linezolid Quinupristin/Dalfopristin		Doxiciclina se sensibili a ceppi vancomicino-resistenti di *E. faecium* Daptomicina, Tigeciclina

Batteri patogeni	Scelte empiriche	Terapia supplementare	Alternative
Erysipelothrix rhusiopathiae	Penicillina G Ampicillina		Cefalosporine di 3^a generazione
Eubacteria	Penicillina		Clindamicina Tetracicline Cefoxitin Carbapenemi
Flavobacteria	Aminoglicosidi Cefalosporine di 3^a generazione		Piperacillina/Tazobactam
Francisella tularensis	Gentamicina Tobramicina Doxiciclina Ciprofloxacina Streptomicina		Cloramfenicolo i.v.
Fusobacteria	Penicillina G Clindamicina		Cefoxitin Piperacillina/Tazobactam
Gardnerella vaginalis	Metronidazolo	Clindamicina	
Haemophilus aphrophilus	Cefalotina Ampicillina Ampicillina/Sulbactam	Aminoglicosidi	Piperacillina Chinoloni Cefalosporine di 2^a e 3^a generazione
Haemophilus influenzae	Ampicillina Moxifloxacina Ciprofloxacina Azitromicina Cefuroxime Amoxicillina/Clavulanato		Cloramfenicolo i.v. (in possibili meningiti) Cefditoren Claritromicina

Patogeno			
Haemophilus ducreyi	Eritromicina Azitromicina Ceftriaxone Ciprofloxacina	Ticarcillina/Clavulanato Ceftibuten Cefalosporine di 2ª, 3ª e 4ª generazione TMP/SMX Aztreonam Ofloxacina Levofloxacina Piperacillina/Tazobactam Cefixime	Minociclina
Haemophilus parainfluenzae	Ampicillina Ciprofloxacina Moxifloxacina	Se resistenti *in vitro*, test di sensibilità Rifampicina Cefoxitina	Ceftibuten Cefdinir Cloramfenicolo TMP/SMX
Helicobacter pylori	Claritromicina o Amoxicillina: Omeprazolo o Ranitidina + Citrato bismuto		Tetracicline
JK Diphtheroids	Vancomicina		Eritromicina
Kingella kingae	Cefalosporine Penicilline		Rifampicina
Klebsiella pneumoniae	Imipenem/Cilastatina Meropenem Ertapenem Ciprofloxacina	Aminoglicosidi Aztreonam	Piperacillina Mezlocillina Ticarcillina/Clavulanato

Batteri patogeni	Scelte empiriche	Terapia supplementare	Alternative
	Ofloxacina Cefepime Piperacillina/Tazobactam Cefalosporine di 3ª generazione		
Lactobacillus confusus	Penicillina G Ampicillina	Gentamicina	*Resistente a:* Vancomicina Clindamicina Eritromicina
Legionella species *Legionella pneumophila*	Eritromicina Azitromicina levofloxacina	Rifampicina	Claritromicina Telitromicina
Leptospira	Penicillina		Doxiciclina
Leuconostoc mesenteroides	Minociclina Penicillina G Ampicillina Clindamicina Eritromicina		*Resistente a:* Vancomicina
Listeria monocytogenes	Ampicillina TMP/SMX	Aminoglicosidi	Eritromicina Penicillina G (dose alta) Linezolid
Moraxella catarrhalis	Amoxicillina/Clavulanato (incluso XR) Moxifloxacina		Cefaclor Eritromicina
	TMP/SMX Ciprofloxacina Claritromicina Azitromicina		Doxiciclina Cefditoren

	Ceftibuten Cefpodoxime proxetil CeCefixime Cefuroxime axetil Cefprozil Cefdinir Levofloxacina Ofloxacina		
Morganella morganii	Imipenem Meropenem Cefotaxime Cefepime Ciprofloxacina Levofloxacina Ertapenem		Aminoglicosidi Piperacillina/Tazobactam Aztreonam
Mycobacteria, *non tubercolari atipici* 1) Crescita lenta: *M. avium intracellulare* *complex*	Claritromicina o Azitromicina + Etambutolo + Rifabutina	Chirurgia	Amikacina Rifampicina
M. scrofulaceum	Come sopra	Chirurgia	
M. kansasii	Isoniazide + Etambutolo + Streptomicina o Isoniazide + Etambutolo + Rifampicina		Claritromicina Etionamide

Batteri patogeni	Scelte empiriche	Terapia supplementare	Alternative
M. marinum	Minociclina Doxiciclina	Chirurgia	TMP/SMX Rifampicina + Etambutolo Claritromicina
M. xenopi	Isoniazide + Streptomicina + Rifampicina		
2) Crescita rapida: *M. chelonae*	Claritromicina + Amicacina o Imipenem		
M. fortuitum	Amicacina + Cefoxitina		TMP/SMX Etambutolo Doxiciclina
M. leprae	Rifampicina + Dapsone +, se necessario, Clofazimina		Chinoloni Claritromicina Minociclina
Mycoplasma pneumoniae	Eritromicina Claritromicina Azitromicina Moxifloxacina Levofloxacina		Minociclina (non in bambini) Doxiciclina (non in bambini)
Neisseria gonorrhoeae	Ceftriaxone Cefixime Ciprofloxacina Levofloxacina		

Neisseria meningitidis	Penicillina G Ampicillina	Cloramfenicolo Cefuroxime Cefalosporine di 3ª e 4ª generazione Ciprofloxacina come profilassi
Nocardia asteroides	TMP/SMX	Minociclina + Amikacina Carbapenemi
Pasteurella multocida	Penicillina G Cefuroxime axetil Ampicillina Amoxicillina	TMP/SMS Amoxicillina/Clavulanato Loracarbef Doxiciclina
Peptococcus	Penicillina G	Clindamicina Cefotetan Cefoxitin Tetracicline Amoxicillina/Clavulanato Ticarcillina/Clavulanato Piperacillina
Peptostreptococcus	Penicillina G Clindamicina	Cefotetan Cefoxitin Amoxicillina/Clavulanato Ticarcillina/Clavulanato Piperacillina Piperacillina/Tazobactam Eritromicina Doxiciclina Vancomicina Carbapenemi Trovafloxacina

Batteri patogeni	Scelte empiriche	Terapia supplementare	Alternative
PPNG	Ceftriaxone Cefuroxime Cefotaxime Spectinomicina TMP/SMX Levofloxacina Cefpodoxime proxetil Gatifloxacin		Piperacillina/Tazobactam
Propionibacterium acnes	Tetracicline		Clindamicina (topico) Minociclina
Proteus (indolo-positivo)	Cefalosporine di 3ª e 4ª generazione Cefalosporine Aminoglicosidi Ciprofloxacina Ofloxacina Ticarcillina/Clavulanato Piperacillina/Tazobactam		Cefoxitin Piperacillina Ertapenem Imipenem Meropenem
Proteus mirabilis	TMP/SMX Ampicillina Cefalosporina Ciprofloxacina Ofloxacina Piperacillina/Tazobactam		Trovafloxacina
Providencia	TMP/SMX Cefalosporine di 3ª generazione Aztreonam Amicacina Ciprofloxacina		Cefoxitin Cefotetan Piperacillina Ticarcillina Piperacillina/Tazobactam

Pseudomonas aeruginosa	Ofloxacina Levofloxacina		
	Ceftazidime Cefepime Tobramicina o Gentamicina o Aztreonam + Piperacillina o Ticarcillina/Clavulanato o Piperacillina/Tazobactam Ciprofloxacina Cefoperazone Imipenem Meropenem	Considerare sempre una terapia di associazione: Betalattamico + Aminoglicoside o Fluorochinolone	
Rickettsia	Doxiciclina		Chinoloni Cloramfenicolo i.v.
Salmonella	Ceftriaxone Ciprofloxacina Ofloxacina Amoxicillina		TMP/SMX
Salmonella typhi	Ceftriaxone Amoxicillina Ciprofloxacina Ofloxacina		Cloramfenicolo i.v. TMP/SMX
Serratia	Cefalosporine di 3ª generazione o Aztreonam o Piperacillina + Aminoglicosidi Ciprofloxacina Cefepime Ertapenem		Levofloxacina Piperacillina/Tazobactam

Batteri patogeni	Scelte empiriche	Terapia supplementare	Alternative
	Imipenem Meropenem		
Shigella	Ciprofloxacina Ofloxacina		Ampicillina TMP/SMX
Spirillum	Penicillina		Tetracicline
Staphylococcus aureus (produttore di penicillinasi)	Oxacillina Cefazolina	Gli Aminoglicosidi possono essere sinergici; utile per infezioni gravi	Vancomicina Moxifloxacina Claritromicina Azitromicina Amoxicillina/Clavulanato Ticarcillina/Clavulanato Piperacillina/Tazobactam Carbapenemici
Staphylococcus aureus (meticillino-resistente)	Vancomicina Teicoplanina Linezolid Daptomicina Chinupristina/Dalfopristina	Rifampicina	TMP/SMX ha avuto successo in qualche caso Tetracicline, Clindamicine e TMP/SMX possono essere attivi contro ceppi MRSA acquisiti in comunità
Staphylococcus epidermidis	Oxacillina	Vancomicina	
Staphylococcus epidermidis (meticillino-resistente)	Vancomicina Linezolid Daptomicina Chinupristina/Dalfopristina	Rifampicina o Gentamicina	
Stentotrophomonas maltophilia	TMP/SMX		Aztreonam Ticarcillina/Clavulanato Minociclina

Streptobacillus moniliformis	Penicillina Doxiciclina		Doxiciclina Levofloxacina
Streptococcus agalactiae (gruppo B)	Penicillina G	Aminoglicosidi (spesso)	Eirtromicina Clindamicina
Streptococcus bovis (gruppo D)	Penicillina G		Eritromicina Trovafloxacina Azitromicina Carbapenemi
			Cefalosporina Clindamicina
Streptococcus penumoniae	Penicillina G Ceftriaxone Levofloxacina Moxifloxacina Cefalosporine di 1ª o 2ª generazione Amoxicillina	Rifampicina	Eritromicina Clindamicina Claritromicina Cefepime Cefpodoxime proxetil Piperacillina/Tazobactam Linezolid Carbapenemi Azitromicina Vancomicina Telitromicina
Streptococcus pyogenes (gruppo A)	Penicillina Ceftriaxone Cefalosporine di 1ª o 2ª generazione Amoxicillina		Eritromicina Claritromicina Azitromicina Cefpodoxime proxetil Piperacillina/Tazobactam Linezolid Carbapenemi

Batteri patogeni	Scelte empiriche	Terapia supplementare	Alternative
Streptococcus viridans	Penicillina G	Gentamicina (può essere necessaria in alcuni casi)	Cefalosporina Vancomicina Clindamicina
Treponema pallidum	Penicillina G		Eritromicina Doxiciclina Tetraciclina
Ureaplasma urealyticum	Tetracicline		Eritromicina Levofloxacina
Vibrio cholerae	Fluidi + Doxiciclina		Chinoloni TMP/SMX
Vibrio vulnificus	Doxiciclina Chinoloni		TMP/SMX
Yersinia enterocolitica	Aminoglicosidi TMP/SMX		Chinoloni
Yersinia pestis	Streptomicina Gentamicina	Tetraciclina	Cloramfenicolo Doxiciclina Ciprofloxacina

3.3 Classificazione per principio attivo

In questa sezione vengono riportati tutti gli antimicrobici disponibili divisi per classi. Per ogni classe vengono riportate, in ordine alfabetico, le varie molecole con le relative informazioni utili all'impiego clinico.

Nota bene: le dosi e le indicazioni sono quelle comunemente impiegate nella pratica clinica. È necessario fare comunque riferimento alla scheda tecnica di ogni farmaco.

Farmaco	Attività antibatterica generale	Via di somministrazione	Dosaggio adulti	Dosaggio pediatrico (dopo 3 mesi di età)	% Legame siero-proteico	T - siero	Effetti indesiderati/commenti
ANTIBIOTICI MACROLIDI							
Azitromicina	S. aureus S. pyogenes S. pneumoniae H. influenzae M. pneumoniae Legionella B. burgorferi Mycobacterium avium complex H ducreyi C. trachomatis N. gonorrhoeae S. agalactiae M. catarrhalis L. pneumophila C. pneumoniae	p.o./i.v.	500 mg/die	10 mg/kg x 1/die per 3 giorni (non superare 500 mg/die) Faringotonsillite: 20 mg/kg/die per 3 giorni Otiti medie acute: 30 mg/kg x 1 dose o 10 mg/kg/die x 3 die in bambini >6 mesi	51-7	68h	Disturbi gastrointestinali per effetto procinetico.
Claritromicina	Gram-positivi S. aureus S. pneumoniae S. pyogenes Gram-negativi	p.o.	250-500 mg ogni 12 ore i.v.	Per bambini oltre i 6 mesi di età: 15 mg/kg/die in 12h	65	3-7h	Vedi Eritromicina.

	H. influenzae *M. catarrhalis* *M. pneumoniae* *C. pneumoniae* *Legionella* *H. pylori*			(vedere foglietto illustrativo)			
Eritromicina	*Gram-positivi* *M. pneumoniae* *Legionella* species *S. pneumoniae* *S. pyogene* alcuni *S. aureus* *Chlamydia* *Micoplasma* *Campilobacter* species	p.o./i.v.	250-500 mg q6h 1-4 g/die	20-50 mg/kg/die	18	1,5h	Epatotossicità (rara), disturbi gastrointestinali per effetto procinetico. Possibili aritmie crdiache per aumento del QT (pericolosa associata a farmaci inibitori del CYP3A4). Da evitare: - con l'Ergotamina si ha vasocostrizione (controindicazione assoluta); - con la Carbamazepina vi è il rischio di sovradosaggio di quest'ultima (sconsigliata); - con la Ciclosporina bisogna monitorare la ciclosporinemia e la creatininemia; - con il Warfarin aumenta il rischio di emorragie; - con la Bromocriptina vi è il rischio di sovradosaggio di quest'ultima.
Fluritromicina	*Vedi* Eritromicina	p.o.	375 mg ogni 12 ore	-	-	4-5h	Disturbi gastrointestinali (anoressia, nausea, vomito, disturbi addominali, diarrea).
Iosamicina	*S. pneumoniae* *S. pyogenes* *S. aureus* *M. catarrhalis* *L. pneumophila*	p.o.	500 mg ogni 6-8 ore	50-50 mg/kg/die	15	1,5-2h	Modesti disturbi gastrointestinali (anoressia, nausea, vomito, disturbi addominali, diarrea).

Farmaco	Attività antibatterica generale	Via di somministrazione	Dosaggio adulti	Dosaggio pediatrico (dopo 3 mesi di età)	% Legame siero-proteico	T - siero	Effetti indesiderati/commenti
Miocamicina	S. pneumoniae S. pyogenes S. aureus M. catarrhalis	p.o.	900-1800 mg/die in 2-3 assunzioni durante i pasti	50 mg/kg/die in 2-3 assunzioni	30	1,5-2h	È controindicata nei soggetti affetti da insufficienza epatica. Accertarsi della buona funzionalità epatica prima del trattamento.
Rokitamicina	S. pneumoniae S. pyogenes S. aureus M. catarrhalis L. pneumophila	p.o.	800 mg/die in due somministrazioni giornaliere	20-40 mg/kg/die in due somministrazioni giornaliere	80	1,5-2h	Modesti disturbi gastrointestinali (anoressia, nausea, vomito, disturbi addominali, diarrea).
Roxitromicina	Vedi Eritromicina È attivo sperimentalmente sul Toxoplasma gondii	p.o./i.v.	300 mg/die in una o due somministrazioni	5-10 mg/kg/die	95	11-12h	Epatotossicità (rara), disturbi gastrointestinali per effetto procinetico.
Spiramicina	S. pneumoniae S. pyogenes S. aureus M. catarrhalis	p.o.	6.000.000-9.000.000 UI (2-3 g) al giorno in 2-3 assunzioni	150.000-300.000 UI (50-100 mg/kg/die)	10-15	7-8h	Modesti disturbi gastrointestinali.
Telitromicina	Gram-positivi S. aureus (Eritromicina e Meticillina sensibili) Gram-negativi	p.o.	800 mg/die	Non indicato	60-70	2-3h (alfa) 10h (beta)	Epatotossicità, disturbi gastrointestinali per effetto procinetico. Possibili aritmie cardiache per aumento del QT (pericolosa associata a farmaci inibitori del CYP3A4).

ANTIBIOTICI PENICILLINE

A. Sensibili alle β-lattamasi

Principio attivo	Spettro	Via	Dose	Dose pediatrica		Emivita	Note
	H. influenzae M. catarrhalis C. pneumoniae Attività *in vitro*: *L. pneumophila S. pyogenes*						
Amoxicillina	Simile ad Ampicillina; meno attiva verso *Shigella*. Più attiva vs *typhi*, *Enterococchi*	p.o.	500/1000 mg q8h	20-40 mg/kg/die a seconda dell'indicazione	20	1h	*Vedi* Ampicillina. Può causare meno tossicità gastrointestinale.
Ampicillina	*Gram-positivi* eccetto *S. aureus*; *Shigella, Salmonella,* incluso *S. typhi, E. coli, H. influenzae, N. gonorrhoeae, N. meningitidis, P. mirabilis*	p.o. i.m. i.v.	500-1000 mg q6h 0.5-1.0 g q6h 1-2 g q4h	50-200 mg/kg/die a seconda dell'indicazione	20	1h	Disturbi gastrointestinali. Reazioni allergiche.
Carbenicillina indanil sodica	*Pseudomonas, E. coli, P. mirabilis*	p.o.	382-764 mg q6h	Non raccomandato	50	1,2h	*Vedi* Ampicillina. Usata solo per infezioni urinarie.

3.3 Classificazione per principio attivo

Farmaco	Attività antibatterica generale	Via di somministrazione	Dosaggio adulti	Dosaggio pediatrico (dopo 3 mesi di età)	% Legame siero-proteico	T - siero	Effetti indesiderati/commenti
	e *Indolo* + *Proteus, Enterobacter*						Approvata per prostatiti.
Penicillina V Potassio	Streptococchi di gruppo A Pneumococchi Stafilococchi (non penicillinasi)	p.o.	500 mg ogni 6 ore	25.000-100.000 UI/kg/die diviso in 3-6 dosi	75	1h	Simile a Penicillina G, con minori effetti gastrointestinali.
Penicillina G Procaina	Streptococchi di gruppo A Neisseria	i.m.	600.000 UI bid	25.000-50.000 UI/kg/die (non superare il dosaggio degli adulti)	60	6h	Poco usata, quasi in completo disuso.
Penicillina cristallina	Clostridia pneumococchi	i.v.	1-4 MU q4-6h	i.v. 25.000-400.000 UI/kg/die q4-6h	-	i.v., 30h	
Penicillina G (benzathine)	Streptococchi di gruppo A Treponema pallidum	i.m.	1,2 milioni UI iniezione singola (bassi livelli sierici prolungati); 2,4 milioni UI per sifilide	0,6 milioni UI i.m. x 1 (<20-27 kg)		12 giorni	Anafilassi, eruzioni cutanee, anemia emolitica, tossicità renale (molto rara). Reazioni locali come per esempio gonfiore. È attualmente usata quasi solo in profilassi.
Ticarcillina	Vedi Carbenicillina	i.v.	300 mg/kg/die	50-300 mg/kg/die	50	1h	Vedi Carbenicillina.

B. Resistenti alle β-lattamasi

Cloxacillina	Stafilococchi e altri gram-positivi eccetto Enterococchi	p.o.	250-500 mg q6h	50-100 mg/kg/die in 4 dosi	96	0,5h	Simile a Dicloxacillina.
Dicloxacillina	Vedi sopra	p.o.	125-250 mg q6h prima dei pasti	12,5-25 mg/kg/die in 4 dosi	98	0,5h	Eruzioni cutanee, disturbi dell'apparato gastrointestinale, eosinofilia, transaminasi elevate.
Meticillina	Vedi sopra	i.m./i.v.	1-2 g q4-6h	100-200 mg/kg/die	37	0,5h	Simile a Penicillina G. Anche leucopenia, eosinofilia, tossicità renale (nefrite interstiziale). No assorbimento p.o. Non viene più usata.
Mezlocillina	Enterobacteriaceae, Klebsiella (Enterococchi) B. fragilis, Serratia, produttori gram-positivi cocci, escluso β-lattamasi, produttori S. aureus. Meno potente contro Pseudomonas	i.v./i.m.	12-18 g/die, i.v. (200-300 mg/kg/die) q4-6h 6-8 g/die, i.m.	Non stabilito	16	1h	Ampio spettro. 1,8 mEq Na/g. Tossicità come altre Penicilline. Escrezione biliare 20-25%.
Oxacillina	Simile a Cloxacillina	i.v.	500 mg-1 g q4h	25-50 mg/kg/die	90	0,5h	GI, eruzioni cutanee, febbre, rara elevazione di transaminasi, anemia, neutropenia. Rara tossicità renale. Livelli biliari alti.

3.3 Classificazione per principio attivo

Farmaco	Attività antibatterica generale	Via di somministrazione	Dosaggio adulti	Dosaggio pediatrico (dopo 3 mesi di età)	% Legame siero-proteico	T - siero	Effetti indesiderati/commenti
Oxacillina	Simile a Cloxacillina	p.o. i.m./i.v.	0.5-1.0 g q6h 1-2 g q6 i.v. q4-6h	50-100 mg/kg/die q4-6h in dosi separate	94	0,5h	Simile a Dicloxacillina. Epatite.
Piperacillina	Pseudomonas, Enterobacteriaceae, Klebsiella, Enterococchi, B. fragilis, Serratia, gram-positivi cocchi, escluso β-lattamasi-produttori S. aureus	i.v. i.m.	12-18 g/die, i.v. (200-300 mg/kg/die) i.v. diviso q4-6h 200-300 mg/kg, q4-6h, 6-8 g/die, i.m.	Non stabilito	16	1h	Ampio spettro. 1,8 mEq Na/g. Tossicità con altre penicilline. Escrezione biliare 20-25%.

				C. β-lattamici + inibitori β-lattamasi			
Amoxicillina/Clavulanato	S. pneumoniae S. pyogenes S. aureus H. influenzae M. catarrhalis E. coli Klebsiella B. fragilis } produttori β-lattamasi +	p.o.	250 mg/125 mg q8h o 500 mg/125 mg q12h o 875 mg/125 mg q12h o 500 mg q8h per infezioni severe	40 mg/kg/die (sulla base di componenti di Amoxicillina) per sinusiti, otiti medie e del tratto respiratorio inferiore; gravi infezioni	Amoxicillina 20% Acido clavulanico 30%	Amoxicillina 1,3h Acido clavulanico 1h	Diarrea a dosaggi elevati. XR formulazione controindicata in pazienti con $C_{CR}<30$ mL/min ed emodializzati.
XR-1000 mg	S. pneumoniae H. influenzae M. catarrhalis	p.o.	2x1000 mg/62,5 q12h per sinusite batterica acuta x 10 die e per polmonite acquisita in comunità x 7 die 7-10 die	20 mg/kg/die (sulla base di componenti di Amoxicillina) per infezioni meno serie ES-600: 600 mg Amoxicillina, 42.9 mg Clavulanato Dosi: 45 mg/kg bid x 10 die per otiti medie ricorrenti XR-non indicato ES-600 mg p.o.			Per bambini con AOM ricorrenti o persistenti a causa di S. pneumoniae, H. influenzae o M. catarrhalis.

3.3 Classificazione per principio attivo

Farmaco	Attività antibatterica generale	Via di somministrazione	Dosaggio adulti	Dosaggio pediatrico (dopo 3 mesi di età)	% Legame siero-proteico	T - siero	Effetti indesiderati/commenti
				ES-600 basato sul peso 90 mg/kg, diviso q12h x 10 die			
Ampicillina/ Sulbactam	S. pneumoniae S. pyogenes S. aureus H. influenzae M. catarrhalis E. coli Klebsiella B. fragilis ‡ produttori β-lattamasi	i.v.	1,5-3,0 g q6h	Per infezioni dei tessuti molli (vedere foglio illustrativo) in bambini di età superiore a 1 anno	Ampi-cillina 28% Sulbac-tam 38%	Ampi-cillina 1h Sulbac-tam 1h	Diarrea, eruzioni cutanee, per i.v. con dolore al sito.
Piperacillina/ Tazobactam	S. aureus E. coli B. fragilis K. pneumoniae C. freundii P. mirabilis M. catarrhalis N. gonorrhoeae S. marcescens E. aerogenes E. faecalis H. influenzae P. aeruginosa	i.v.	3,375 g q6h 4,5 g q8h 4,5 g q6h o 3,375 g q4h per neutropenia febbrile	Non stabilito	20% -23%	1h	Potente ampio spettro doppio agente con maggiore attività verso produttori β-lattamasi ceppi S. aureus, B. fragilis e H. influenzae.

Ticarcillina/ Potassio clavulanato	S. aureus, altri batteri *gram-positivi*; *Klebsiella* species, *Proteus* species, *Pseudomonas, E. coli, B. fragilis*	i.v.	3,1 g q4-6h Dose totale giornaliera: 12-18 g suddivisi in dosi	Non stabilito	Ticar- cillina 45% Clavu- lanato 9%	Ticar- cillina 68 min Clavu- lanato 61 min	Ampio spettro in monoterapia. Spettro S. aureus, Pseudomonas, B. fragilis.

CEFALOSPORINE

A. Orali

Cefaclor	*Gram-positivi:* non attivi vs enterocchi (*gruppo D Streptococchi*) *Gram-negativi:* attivi vs E. coli, P. mirabilis, Klebsiella, Stafilococchi	p.o.	0,25-1,0 g q8h Formulazioni a rilascio prolungato: 500 mg bid x 7 die per trattamenti di esacerbazioni acute di bronchiti croniche	20-40 mg/kg/die	15	1h	Usato in sinusiti. Stessi effetti collaterali di Cefalexina.
Cefaclor RM	S. pneumoniae H. influenzae S. pyogenes		375 mg bid x 10 die per trattamenti di faringiti S. pyogenes				
Cefadroxil	Vedi Cefalexina	p.o.	1-2 g/die	30 mg/kg/die	20	1h	Stessi effetti collaterali di Cefalexina.

3.3 Classificazione per principio attivo

99

Farmaco	Attività antibatterica generale	Via di somministrazione	Dosaggio adulti	Dosaggio pediatrico (dopo 3 mesi di età)	% Legame siero-proteico	T - siero	Effetti indesiderati/commenti
Cefalexina	Gram-negativi: non attivi vs Enterococchi (gruppo D Streptococchi). Gram-negativi: attivi vs E. coli, P. mirabilis, Klebsiella	p.o.	0,25-0,5 g q6h	25-100 mg/kg/die	15	1h	Rare eruzioni cutanee, eosinofilia. Meno attive vs Stafilococchi parenterali.
Cefdinir	S. pneumoniae H. influenzae M. catarrhalis S. aureus H. parainfluenzae S. pyogenes	p.o.	600 mg/die o 300 mg bid	14 mg/kg/die o 7 mg/kg bid	60-70	1,7h	Una volta al giorno spesso non è sufficiente. Osservati effetti collaterali gastrointestinali.
Cefditoren pivoxil	S. pyogenes S. pneumoniae H. influenzae β-lattamasi ± M. catarrhalis E. coli N. gonorrhoeae	p.o.	400 mg bid x 10 die per BPCO; 400 mg bid per 14 die per CAP; 200 mg bid x 10 die per faringiti e infezioni tessuti molli	Non indicato	88	1-2h	Come per Cefalexina. Non indicato in pazienti allergici alle proteine del latte. Controindicato in pazienti con deficit di carnitina o con problemi congeniti di metabolismo che possono causare deficit di carnitina.
Cefixime	S. pyogenes S. pneumoniae	p.o. -	400 mg/die o 200 mg bid	Dopo i 6 mesi di età: 8	65	3-4h	Attività non significativa vs S. aureus. Molto attivo vs β-lattamasi produttori,

	H. influenzae β-lattamasi ± M. catarrhalis β-lattamasi ± E. coli N. gonorrhoeae S. marcescens Providenzia species Citrobacter species P. vulgaris	Com presse-Sospensione orale	mg/kg/die o 4 mg/kg bid			H. influenzae e M. catarrhalis. Possibile diarrea.
Cefpodoxime proxetil	S. saprophyticus S. pneumoniae S. pyogenes E. coli K. pneumoniae M. catarrhalis P. mirabilis	p.o. Compresse Sospensione orale	200 mg x 1 gonorrea semplice 100 mg bid per UTI, faringiti e/o tonsilliti 200 mg bid per polmonite acquisita in comunità 400 mg bid per infezioni tessuti molli	Da 5 mesi a 12 anni: - otiti medie acute: 10 mg/kg/die q24h x 10 die; dose massima: 400 mg/die - faringiti e/o tonsilliti: 5 mg/kg/dose q12h x 5-10 die; dose massima: 200 mg/die	22-33	2.1h	Buona attività su gram-positivi e gram-negativi.

Farmaco	Attività antibatterica generale	Via di somministrazione	Dosaggio adulti	Dosaggio pediatrico (dopo 3 mesi di età)	% Legame siero-proteico	T - siero	Effetti indesiderati/commenti
Cefprozil	S. aureus S. pyogenes S. pneumoniae M. catarrhalis H. influenzae ± β-lattamasi ±	p.o. Sospensione orale	250-500 mg bid	7,5 mg/kg bid per faringiti/tonsilliti 15 mg/kg bid per otiti medie 20 mg/kg die per tessuti molli 7,5-1,5 mg/kg q12h per sinusiti acute	36	1-3h	Bene assorbito (95%). Usato bid o qd. Disponibile in sospensione per pazienti pediatrici. Bassa incidenza effetti collaterali GI.
Cefradina	Vedi Cefalexina	p.o.	250-500 mg q6h	25-100 mg/kg/die	15	1h	Stessi effetti collaterali di Cefalexina.
Ceftibuten	S. pyogenes S. pneumoniae H. influenzae β-lattamasi ± M. catarrhalis	p.o. Capsule Sospensione orale	400 mg/die	>6 mesi: 9 mg/kg/die In pazienti pediatrici, 70% di penetrazione fluido orecchio medio	65	2,4h	Una volta al giorno. Potente attività contro batteri gram-negativi; non attività S. aureus. Altamente attivo in vitro contro produttori β-lattamasi, H. influenzae e M. catarrhalis. 3% diarrea in adulti.
Cefuroxime axetil	S. pyogenes S. pneumoniae	p.o.	250 mg bid Infezione grave:	Tonsillofaringiti: 20 mg/kg/die	50	1,2h	Aumenta l'assorbimento se presa dopo i pasti. Nuova sospensione orale disponibile.

	H. influenzae β-lattamasi ± M. catarrhalis E. coli N. gonorrhoeae Borrelia burgdorferi	Com-presse Sospen-sione orale	250-500 mg bid Gonorrea: 1g x 1 die Malattia di Lyme precoce: 500 mg bid x 20 die Infezioni tratto urinario: 125-250 mg oid	diviso bid Otiti medie e impetigine: 30 mg/kg/die diviso bid			Approvata per sinusiti, malattia di Lyme e gonorrea.
Loracarbef	S. pyogenes S. pneumoniae S. aureus M. catarrhalis β-lattamasi ± H. influenzae Clostridium Fusobacterium	p.o. Sospen-sione orale	200-400 mg bid	7,5 mg/kg bid per faringiti e infezioni della pelle 15 mg/kg bid per otiti medie	25	1,1h	Bene assorbito al 95%; usato anche bid o qd. Disponibile in sospensione in pediatria. Solo 1% Effetti indesiderati GI.

Farmaco	Attività antibatterica generale	Via di somministrazione	Dosaggio adulti	Dosaggio pediatrico (dopo 3 mesi di età)	% Legame sieroproteico	T - siero	Effetti indesiderati/commenti
			B. parenterali				
Cefalotina	*Streptococchi* e *Stafilococchi* gram-positivi; gram-negativi: *E. coli, Klebsiella, P. mirabilis,*	i.v.	0,5-2,0 g q4-6h	80-150 mg/kg/die	70	0,5h	Flebiti, iniezione dolorosa, eruzioni cutanee, febbre, eosinofilia, leucopenia, transaminasi elevate, rara tossicità renale. In infezioni gravi usare 12 g/die. Può aumentare nefrotossicità agli aminoglicosidi.
Cefamandolo	Simile a Cefalotina, *E. coli, Klebsiella, H. influenzae*	i.m./i.v.	0,5-2,0 g q4-8h	50-100 mg/kg/die	70	0,6h	È stato utilizzato come terapia empirica nella polmonite; di scarso utilizzo attuale
Cefazolina	Simile a Cefalotina	i.m./i.v.	0,5-2,0 g q8h	25-100 mg/kg/die	85	1,9h	Flebiti, aumento fosfatasi alcalina, transaminasi. In infezioni gravi 6 g/h. Elevato livello nella bile. Per alcuni l'uso in infezioni da S. aureus è dubbio.
Cefonicid	Simile a Cefalotina, Cefamandolo	i.v./i.m.	1 g/die (i.v. o i.m.); 1 g bid (i.v. o i.m.) o 2 g/die per gravi infezioni	Non stabilito	90	4,5h	Simile ad altre cefalosporine di 2ª generazione; diminuita attività S. aureus.
Cefotetan	Aggiunge *Enteracteriacea*	i.v./i.m. 3-4,6h	500 mg-2 g q12 i.v.	Non stabilito	88		Usato in infezioni miste aerobiche e anaerobiche Utile come agente profilattico.

	e B. fragilis. Inattiva contro Enterobacter species		3 g q12h i.v. per infezioni mortali 1-2 g per profilassi chirurgica		
Cefoxitina	Aggiunge Enteracteriacea e B. fragilis. Inattiva contro Enterobacter species	i.m./i.v.	1,0-2,0 g q4-8h	80-160 mg/kg/die	70	0,6h	Usato in infezioni miste aerobiche e anaerobiche. Può essere somministrato i.m. se misto a Lidocaina.
Cefradina	Simile a Cefalotina	i.m./i.v.	0,5-2,0 g q4-6h	50-100 mg/kg/die	15	1h	Contiene 6 mEq Na/g. Eruzioni cutanee, eosinofilia, leucopenia, aumento transaminasi. Dolore in iniezione, qualche flebite.
Cefuroxime	S. pyogenes, S. pneumoniae, S. aureus, E. coli, Klebsiella species, β-lattamasi produttori, H. influenzae, M. catarrhalis. Entra nel CSF, stabile β-lattamasi	i.m./i.v.	0,75-1,5 g q8h Per infezioni gravi, 1,5 g q6h	50-150 mg/kg/die	50	1,3h	Più lungo tempo di dimezzamento, stabile β-lattamasi come Cefamandolo. Usato nelle meningiti. Usato come terapia empirica in infezioni di polmonite acquisite in comunità e profilassi chirurgica.

3.3 Classificazione per principio attivo

Farmaco	Attività antibatterica generale	Via di sommini-strazione	Dosaggio adulti	Dosaggio pediatrico (dopo 3 mesi di età)	% Legame siero-proteico	T - siero	Effetti indesiderati/commenti
				3° generazione			
Aztreonam	Bacilli aerobi gram-negativi, specialmente P. aeruginosa, Serratia, Klebsiella, Enterobacter species Batteri gram-positivi e anaerobici sono resistenti	i.v./i.m.	Infezioni tratto urinario: 0,5-1 g q8 o 12h Sintomi moderatamente severi: 1-2 g q8 o 12h Pericolo di vita: 2 g q6 o 8h Massima dose: 8 g/die	30 mg/kg q8h Massima dose: 120 mg/kg/die	56	1.7h	
Cefepime	Organismi gram-positivi S. pyogenes S. aureus S. pneumoniae S. viridans Organismi gram-negativi: Enterobacter	i.v. i.m.	0,5-1 g i.v./i.m. q12h x 7-19 die Per infezioni severe: 1-2 g i.v. q12h x 10 die 2 g q8h per neutropenia febbrile	Per pazienti pediatrici fino a 40 kg: complicate e non complicate infezioni tratto urinario (incluso pielonefriti), infezioni non	20	2h	Considerato da alcuni di 4ª generazione. Attivo nei confronti di alcuni ceppi Ceftazidime resistenti di K. pneumoniae ed Enterobacter. Simili effetti collaterali di altre Cefalosporine.

	species K. pneumoniae P. aeruginosa E. coli P. mirabilis		complicate della cute e degli strati cutanei causate da polmonite: 50 mg/kg q12h (in pazienti con neutropenia febbrile, q8h). Massima dose non deve superare la dose per adulti. Vedere foglietto illustrativo in caso di infezioni da H. influenzae tipo B	
Cefoperazone	Organismi gram-positivi e gram-negativi; potenti cefalosporine antipseudomo-nas; meno stabile β-lattamasi	i.v. i.m.	1-2 g bid; 6-12 g/die in dosi separate per infezioni gravi	Non stabilito	82-93	2h	Duplice via di eliminazione: epatobiliare e renale.
Cefotaxime	Organismi gram-positivi (tranne Enterococchi): N. gonorrhoeae,	i.v./i.m.	1 g bid per infezioni semplici 1-2 g q8h per infezioni	Utile in meningiti GNB neonatali e in infezioni	36-50	1,0h 1,8h meta-bolita	Utile nella meningite. Parzialmente metabolizzato in forma attiva Desacetyl. Attivo sinergicamente in batteri in vitro.

Farmaco	Attività antibatterica generale	Via di somministrazione	Dosaggio adulti	Dosaggio pediatrico (dopo 3 mesi di età)	% Legame siero-proteico	T - siero	Effetti indesiderati/commenti
	GNB, incluso ceppi aminiglico-sidi-resistenti; meno attivi contro B. fragilis in vitro		moderate o gravi Fino a 12 g/die per infezioni gravi	neonatali e infantili fino a 1 sett.: 50 mg/kg q12h 1-4 sett. 50 mg/kg q6-8h			
Ceftazidime	β-lattamasi stabile: potenti Cefalosporine antipseuduomo-nas. Più attivo su organismi gram-negativi e gram-positivi in vitro	i.m./i.v.	250 mg-2 g q8-12h	Neonati: 0-4 settimane 30 mg/ kg, i.v. bid	5	1,8h	Usato in meningiti gram-negativi. Bassa incidenza di diarrea. Attivo nei confronti di Pseudomonas, utile ma meno attivo contro gram-positivi (in vitro) e in bacilli anaerobici gram-negativi. β-lattamasi verifica resistenza in Klebsiella e ceppi enterobatteri.
Ceftizoxime	Organismi gram-positivi e gram-negativi (GNB), β-lattamasi stabile	i.v./i.m.	2 g q8h 3-4 g q8h i.v. per infezioni mortali	Non stabilito	30	1,7h	Non metabolizzato.
Ceftriaxone	Organismi gram-positivi eccetto enterococchi e bacilli gram-negativi (GNB), inclusi ceppi	i.m./i.v.	1-2 g/die o 1-2 g bid	Fino a 1 settimana: 50 mg/kg q24h Da 1 a 4 settimane: 50 mg/kg	95	6-8h	Lunga emivita, usato nelle meningiti. Utilizzato per il trattamento delle complicazioni della malattia di Lyme, incluso manifestazioni CNS e artrite. Probabile diarrea.

	aminoglicosidi-resistenti; N. gonorrhoeae, stabile β-lattamasi; T½ lungo 6-8h. Possibile dosaggio giornaliero Meningiti: 100 mg/kg/die in dosi separate; non superare 4 g/die		q24h <2 kg 50-75 mg/kg q24h >2 kg 50-100 mg/die q12-24h Non superare 4 g/die			
Ertapenem	S. aureus *(non MRSA)* S. agalactiae S. pneumoniae (solo penicillino-sensibili) S. pyogenes E. coli H. influenzae *(β-lattamasi negativi)* M. catarrhalis Specie *Bacteroides*, inclusi:	i.v./i.m.	Complicate infezioni intra-addominali: 1 g/die x 5-14 die Infezioni pelviche acute, incluso postparto, endomiometriti, aborto settico e infezioni postginecologiche: 1 g/die x 3-10 die	Non conosciuto	80-90	4h	Diarrea 5,5%, nausea 3,1%, mal di testa 2,2%, vaginiti 2,1%, flebiti 5%. Diminuire dose in pazienti con clearance della creatinina (Ccr) <30 mL/min e in pazienti in emodialisi. Nessun adeguamento per insufficienza epatica.

Farmaco	Attività antibatterica generale	Via di somministrazione	Dosaggio adulti	Dosaggio pediatrico (dopo 3 mesi di età)	% Legame siero-proteico	T - siero	Effetti indesiderati/commenti
	B. fragilis B. distasonis B. ovatus B. thetaiotaomicron B. uniformis Peptostreptococcus Prevotella bivia Eubacterium Clostridium clostridioforme		Pneumonia acquisita in comunità: x 10-14 die Infezioni complicate dei tessuti molli: 1 g/die x 7-14 die Infezioni complicate del tratto urinario incluso pielonefrite: 1 g/die x 10-14 die				
Imipenem/ Cilastatina	S. pneumoniae S. viridans S. aureus E coli H. influenzae K. pneumoniae	i.v.	500 mg q6h	≥3 mesi di età: dose raccomandata per le infezioni non CNS è 15-25 mg/kg q6h	20 Imipenem 40 Cilastatina	1h	Attività ad ampio spettro. Stabile ai β-lattamasi. Possono verificarsi crisi epilettiche specialmente in pazienti con scarsa funzione renale; pertanto sono necessari accurati aggiustamentiposologici.

	N. meningitidis P. aeruginosa La maggior parte dei gram-negativi anaerobi Acineto- bacter species Enterobacter species				Dispone di un ampio spettro di attività. Stabile in β-lattamasi.
Meropenem	S. pneumoniae S. viridans S. aureus E coli H. influenzae K. pneumoniae N. meningitidis P. aeruginosa La maggior parte dei gram-negativi anaerobi Peptostrepto- coccus B thetaiotami- cron	i.v.	Adulti con infezioni intra- addominali 1 g q8h i.v.	Con infezioni intra-addomina- li: 20 mg/kg q8h (se il bambino è >50 kg 1 g q8h) Con meningiti: 40 mg/kg q8h (non studiati in ceppi penicil- lino-resistenti) Se il bambino pesa 75 kg 2 g q8h	2

Adulti
1h

Bambini
da 3
mesi
a 2
anni
1,5h

Farmaco	Attività antibatterica generale	Via di somministrazione	Dosaggio adulti	Dosaggio pediatrico (dopo 3 mesi di età)	% Legame siero-proteico	T - siero	Effetti indesiderati/commenti
				ANTIBIOTICI AMINOGLICOSIDI			
Amikacina	Simile a Gentamicina, più efficate in specie resistenti	i.m./i.v.	15 mg/kg/die in 2-3 dosi (massimo 1,5 g/die)	15 mg/kg/die in 2 dosi	0	2h	Ototossicità, nefrotossicità. Simile a Gentamicina.
Kanamicina	E. coli E. aerogenes Proteus (non Pseudomonas)	i.m./i.v.	15 mg/kg/die in 2 dosi. Non superare 1,5 g/die	15 mg/kg/die	0	2h	Ototossicità, nefrotossicità, blocco neuromuscolare.
Neomicina	K. pneumoniae Proteus E. coli E. aeruginosa	p.o.	2-3 die in coma epatico 25 mg/kg qid x 1 die, poi 12,5 mg/kg bid (4-12 g dose giornaliera totale) Usare con cautela a causa di una potenziale ototossicità e nefrotossicità. Tempo massimo di somministra-zione 2 settimane	-	0	2h	Eruzioni cutanee, febbre.

| Streptomicina | M. tuberculosis Yersinia Brucella Francisella | i.m. | 1-2 g/die Per dosaggio TB, vedere sezione "Antitubercolari" | 20 mg/kg/die 2 dosi | 30 | 2h | Riservata per l'uso in tubercolosi in combinazione con isoniazide. Peste, tularemia, brucellosi. |
| Tobramicina | Simile a Gentamicina ma più attivo in vitro vs Pseudomonas, Serratia, più sensibili in vitro rispetto a Gentamicina | i.m./i.v. | 1,0-1,7 mg/kg q8h Regolare secondo la funzione renale. In insufficienza renale caricare la dose | 6,0-7,5 mg/ kg/die in 3-4 dosi | 0 | 2h | Simili precauzioni come Gentamicina in insufficienza renale. |

Farmaco	Attività antibatterica generale	Via di somministrazione	Dosaggio adulti	Dosaggio pediatrico (dopo 3 mesi di età)	% Legame siero-proteico	T - siero	Effetti indesiderati/commenti
			ANTIBIOTICI TETRACICLINE				
Clortetraciclina	Come per Tetraciclina HCl	p.o./i.v.	Come Tetraciclina HCl	Non raccomandato nei bambini	70-75	5,6h	Come Tetraciclina HCl
Democlociclina	Come per Tetraciclina HCl	p.o.	150 mg q6h o 300 mg bid	Non raccomandato nei bambini	90-95	-	Come sopra + sindrome diabete insipido in terapia a lungo termine.
Doxiciclina	Come per Tetraciclina HCl. Più efficace contro anaerobi. Usata in infiammazioni pelviche (PID), infezioni da *Chlamydia*, *Borrelia burgdorferi*	p.o./i.v.	200 mg al 1° giorno, poi 100 mg/die	Non raccomandato nei bambini	90-95	16h	Simile a Tetraciclina HCl; non somministrare con cibi e latte. Non superare il dosaggio. Minor colorazione dentale rispetto alle altre Tetracicline. Usata in insufficienza renale. Usata come prevenzione nella diarrea del viaggiatore. Usata in trattamenti di PID (*vedi* sezione "Apparato genitourinario"). Usato per il trattamento multidrug in ceppi Enterococchi-resistenti.
Metaciclina	Come per Tetraciclina HCl	p.o.	150 mg q6h	Non raccomandato nei bambini	90	14h	Come per Tetraciclina HCl.
Minociclina	Come per Tetraciclina HCl	p.o./i.v.	200 mg inizialmente, poi 100 mg bid	Non raccomandato nei bambini	75-80	18h	Come per Tetraciclina. Meno capogiri se somministrata in dosi separate q8h. Attiva nei confronti di molti S. aureus

meticillino-resistenti.

Principio attivo	Spettro/Uso	Via	Dose	%	Emivita	Effetti/Note
	Usata in vettori di *N. meningitidis* (solo orale); *Corynebacterium acnes* Usata anche in infezioni PID e *Chlamydia* Usata in Giappone per *S. aureus* meticillino-resistenti (MRSA)					
Oxitetraciclina	Come Tetraciclina HCl	i.v./i.m.	250 mg q24h o 300 mg/die in 2-3 dosi	35	9,6h	Come Tetraciclina HCl
Tetraciclina HCl	*Molti gram-positivi e negativi Mycoplasma Bacteroides Rickettsia Chlamydia Borrelia burgdorferi Coxiella*	p.o./i.v.	Dose giornaliera consigliata: da 1 a 2 g in 4 dosi uguali a seconda della gravità dell'infezione	60-70	8,5h	GI, allergia, eruzioni cutanee, scolorimento dentizione primaria, tossicità fegato, elevata pressione CSF (benigna) in bambini, tossicità renale (aumentata BUN), fotosensitività. Somministrare 1 o 2h dopo i pasti. Non somministrare con cibo, latte o antiacidi nei bambini. Non somministrare in pazienti gravide.
Tigeciclina	S. aureus (inclusi MRSA)	i.v.	100 mg i.v. somministrato	71-89%	Studiato in	Rappresenta una nuova classe derivata dalle Tetracicline e denominata gliciglicine.

3.3 Classificazione per principio attivo

Farmaco	Attività antibatterica generale	Via di somministrazione	Dosaggio adulti	Dosaggio pediatrico (dopo 3 mesi di età)	% Legame siero-proteico	T - siero	Effetti indesiderati/commenti
	S. pyogenes S. agalactiae S. anginosus E. faecalis (suscettibile a Vancomicina) C. freundii E. cloacae E. coli K. pneumoniae K. oxytoca B. fragilis B. tetraiotaomicron B. uniformis B. vulgaris C. perfrigens Peptostreptococcus VREF S. epidermidis L. monocytogenes P. multocida A. baumannii		ogni 30-60 min x 1 dose, poi 50 mg q12h per 5-14 die Indicazioni: - infezioni complicate intra-addominali causate da: E. coli, E. cloacae, C. freundii, K. pneumoniae, K. oxytoca, MSSA, Streptococcus species, B. fragilis, C. perfrigens, Peptostreptococcus species - infezioni complicate dei	in pazienti di età inferiore ai 18 anni		singola dose: 27,1h	Non indicato per Pseudomonas species. Non aggiustamento posologico in insufficienza renale, emodialisi, razza o genere. Principalmente metabolizzato dal fegato; non rimosso in emodialisi. Evitare in gravidanza e in bambini piccoli. Principali effetti collaterali sono di natura gastrointestinale: nausea, vomito, diarrea.

S. marcescens *Prevotella* *M. abscessus* *M. chelonae* *M. fortuitum*	tessuti molli causate da: *E. coli,* *E. faecalis,* *MSSA, MRSA,* *Streptococcus* *species,* *S. pyogenes,* *B. fragilis* Dosaggio con insufficienza epatica grave (Child-Pugh C): 100 mg seguiti da 25 mg q12h	

Farmaco	Attività antibatterica generale	Via di somministrazione	Dosaggio adulti	Dosaggio pediatrico (dopo 3 mesi di età)	% Legame siero-proteico	T - siero	Effetti indesiderati/commenti
				FLUOROCHINOLONI			
Ciprofloxacina	P. aeruginosa *Serratia* *Enterobacter* species Enterobatteriacee es. E. coli *Klebsiella* species *Shigella* species *Salmonella* species *Campylobacter* species *N. gonorrhoeae* *H. influenzae* Qualche S. aureus (solo MSSA) Meno attiva	p.o. - Sospensione orale	Intra-addominale *complicate:* 500 mg q12h x 7-14 die (usare in associazione con metronidazolo) Osseo e Osteo-articolari *media/ moderate:* 500 mg q2h da ≥4 a 6 settimane; *complicate/gravi:* 750 mg q12h da ≥4 a 6 settimane Diarrea infettiva *media/modera-ta/ grave:* 500 mg q12h x 5-7 die Infezioni gono-cocciche uretrali	Non indicato	20-40	4-5h	Effetti collaterali; GI: nausea 5,2%, diarrea 2,3%; CNS: irrequietezza, aumento di insonnia negli anziani. Gli effetti collaterali CNS possono essere aumentati con FANS. Attenzione: non usare in bambini o in donne gravide. Prolungato intervallo QTc, usare con cautela in pazienti in trattamento con farmaci che aumentano QTc e in condizioni mediche associate ad aumento di QTc.

e cervicali *non complicate*: 250 mg dose singola

Prostatiti batteriche croniche *medie/moderate*: 500 mg q12h x 28 die; acute *non complicate* (*E. coli*) pielo-nefriti: XR 1000 mg x 7-14 die

Sinusiti *medie/moderate/acute*: 500 mg q12 x 10 die

Tratto respiratorio inferiore - tessuti molli *medio/moderato*: 500 mg 12h x 7-14 die

Febbre tifoide *media/*

Farmaco	Attività antibatterica generale	Via di somministrazione	Dosaggio adulti	Dosaggio pediatrico (dopo 3 mesi di età)	% Legame siero-proteico	T - siero	Effetti indesiderati/commenti
			moderata: 500 mg q12h x 10 die				
			Tratto urinario *acuto non complicato:* 250 mg bid x 3 die o XR 500 mg x 3 die; *medio/moderato:*				
			moderato: 250 mg q12h x 7-14 die; *grave/moderato:* 500 mg q12h x 7-14 die o XR 1000 mg x 7-14 die				
			Polmoniti nosocomiali *medie moderate/gravi:* 400 mg q12h				

Intra-addominali *complicate:* 400 mg i.v. q12h o 500 mg p.o. q12h (usare in associazione con Metronidazolo)				
Neutrofenia febbrile *grave:* 400 mg i.v. q8h + 50 mg/kg q4h più Piperacilina/ Tazobactam	Solo i.v.			
Tratto respiratorio inferiore *medio/ moderato:* 400 mg i.v. q12h o 500 mg p.o. q12h; *grave:* 400 mg i.v. q8h o 750 mg p.o. q12h	i.v.			
Infezioni della pelle e ossee *lievi/moderate:* 400 mg i.v. q12h o 500 mg p.o.				

Farmaco	Attività antibatterica generale	Via di somministrazione	Dosaggio adulti	Dosaggio pediatrico (dopo 3 mesi di età)	% Legame siero-proteico	T - siero	Effetti indesiderat/commenti
			q12h; *gravi*: 400 mg i.v. q8h o 750 mg p.o. q12h				
			Tratto urinario *medio/moderato*: 200 mg i.v. q12h o 250 mg p.o. q12h; *grave*: 400 mg i.v. q12h o 500 mg p.o. q12h				
			Otiti acute esterne: per adulti e bambini (da un anno di età): 3 gocce x orecchio bid x 7 die				
	Bacillus antracis	p.o. i.v.		Indicato in bambini di età superiore a 1 anno			

| Levofloxacina | E. coli
Enterobacter
Serratia species
Campylobacter species
P. aeruginosa
N. gonorrhoeae
M. catarrhalis
H. influenzae
S. aureus
S. pneumoniae
C. trachomatis
Qualche MRSA
K. pneumoniae
M. pneumoniae
M. catarrhalis
C. pneumoniae
L. pneumoniae
Salmonella species
Shigella species | Esacerbazioni batteriche acute o bronchiti acute: 500 mg q24h x 7 die

Pneumonia acquisita in comunità (media o moderata): 750 mg qd x 5 die

Pneumonia nosocomiale: 750 mg qd x 7-14 die

Pielonefriti acute: 250 mg q24h x 10 die
Sinusiti batteriche acute: 750 mg q24h x 5 die
Infezioni della pelle non complicate: | Non indicato | 24-38 | 6-8h | Alluminio e magnesio a base antiacida diminuiscono l'assorbimento; possono verificarsi vertigini. Nausea: 3%. Può interagire con FANS.

Attenzione: non usare in bambini o in donne gravide.

Livelli plasmatici uguali dopo i.v. o p.o. dose.
Efficace contro patogeni respiratori atipici.

QTc può essere prorogata, usata con cautela in pazienti in condizioni mediche o in terapia con farmaci che aumentano QTc. |

Farmaco	Attività antibatterica generale	Via di somministrazione	Dosaggio adulti	Dosaggio pediatrico (dopo 3 mesi di età)	% Legame siero-proteico	T - siero	Effetti indesiderati/commenti
			500 mg q24h x 7-10 die UTI complicate: 250 mg q24h x 10 die				
Lomefloxacin	S. saprophiticus E. coli C. diversus E. cloacae H. influenzae M. catarrhalis P. mirabilis P. aeruginosa (solo tratto urinario)	p.o.	Infezioni tratto respiratorio inferiore: 400 mg/die x 10 die Per profilassi delle procedure chirurgiche transuretrali: 400 mg 2-6h dopo intervento chirurgico Tratto urinario - cistiti: 400 mg/die x 10 die	Non indicato	10	7-7,5h	Alluminio e magnesio a base antiacida diminuiscono l'assorbimento; possono verificarsi vertigini. Nausea: 3%. Può interagire con FANS. Meno interazione con teofillina e altri chinoloni. Attenzione: Non usare in bambini o in donne gravide. QTc può essere prorogata, usata con cautela in pazienti in condizioni mediche o in terapia con farmaci che aumentano QTc.

| Moxifloxacina | S. pneumoniae
H. influenzae
(incluso
β-lattamasi+)
M. catarrhalis
(incluso
β-lattamasi+)
H. influenzae
S. aureus
S. pyogenes
K. pneumoniae
C. pneumoniae
S. pneumoniae
(penicillino-
resistenti)
L. pneumophila
Fusobacterium
species
Peptostrepto-
coccus species
Prevotella
species
P. mirabilis | p.o./i.v.

p.o.

i.v.

p.o.
i.v.

i.v. | Infezioni complicate tratto urinario:
400 mg/die x 14 die

Esacerbazioni acute bronchite cronica: 400 mg qd x 5 die

Pneumonia acquisita in comunità (da lieve a moderata): 400 mg qd x 10 die

Pneumonia acquisita in comunità:
400 mg qd x 7-14 die

Sinusite acuta:
400 mg qd x 10 die | Non indicato

45 | 12h | Interagisce con alluminio e magnesio contenenti antiacidi, sucralfato e ferro.

Non interagisce con teofillina, ranitidina, morfina, warfarina, calcio, contraccettivi orali, digossina, caffeina, gliburide, prodotti lattiero caseari, o alimenti.

Non è necessario aggiustare la dose da i.v. a p.o.

Evitare terapie concomitanti per prolungare QTc.

Attenzione: non usare in bambini o in donne gravide.

QTc può essere prorogata, usata con cautela in pazienti in condizioni mediche o in terapia con farmaci che aumentano QTc. |

3.3 Classificazione per principio attivo

Farmaco	Attività antibatterica generale	Via di somministrazione	Dosaggio adulti	Dosaggio pediatrico (dopo 3 mesi di età)	% Legame siero-proteico	T - siero	Effetti indesiderati/commenti
	M. tuberculosis		Infezioni della pelle non complicate: 400 mg qd x 7 die				
Norfloxacina	Stafilococchi E. faecalis Bacilli gram-negativi	p.o.	Infezioni complicate tratto urinario (UTI): 400 mg bid x 10-21 die. Regolare il dosaggio in pazienti anziani o con insufficienza renale (vedere foglietto illustrativo) Non complicate: 400 mg bid x 7-10 die	Non indicato	15-30	1,7h	Prendere con un bicchiere d'acqua 1h prima o 2h dopo i pasti. Evitare concomitanze con antiacidi o entro 2h dalla somministrazione. Usare con cautela in pazienti anziani; effetti collaterali inclusi cristalluria, vertigini o leggero stordimento. Attenzione: non usare in bambini o in donne gravide. QTc può essere prorogata, usata con cautela in pazienti in condizioni mediche o in terapia con farmaci che aumentano QTc.
Ofloxacina	Enterobacter Serratia species	p.o./i.v.	Cistiti tratto urinario causate	Non indicato	32	6h	Alluminio e magnesio a base antiacida diminuiscono l'assorbimento; possono verificarsi

Salmonella species Shigella species Campylobacter species P. aeruginosa N. gonorrhoeae M. catarrhalis H. influenzae S. aureus S. pneumoniae C. trachomatis	da E. coli, K. pneumoniae: 200 mg bid x 3 die o 200 mg bid x 7 die a causa di altri organismi Prostatiti causate da E. coli: 300 mg bid x 6 settimane Infezioni tratto respiratorio inferiore: 400 mg bid x 10 die Malattie sessualmente trasmesse con o senza N. gonorrhoeae: 300 mg bid x 7 die N. gonorrhoeae acuta non		vertigini. Nausea: 3%. Può interagire con FANS. Usare con cautela con teofillina e warfarina. Attenzione: non usare in bambini o in donne gravide. QTc può essere prorogata, usata con cautela in pazienti in condizioni mediche o in terapia con farmaci che aumentano QTc.

Farmaco	Attività antibatterica generale	Via di somministrazione	Dosaggio adulti	Dosaggio pediatrico (dopo 3 mesi di età)	% Legame siero-proteico	T - siero	Effetti indesiderati/commenti
			complicata: 400 mg x 1 dose Infezioni della pelle di entità lieve o moderata: 400 mg bid x 10 die UTI complicate: 200 mg bid x 10 die				
Prulifloxacina	*Vedi* Ciprofloxacina	p.o.	Bronchite cronica riacutizzata: 600 mg/die Tratto urinario: 600 mg/die	Non indicato	20-40	4-5h	Effetti collaterali di solito lievi: nausea, diarrea, irrequietezza, aumento di insonnia negli anziani. Attenzione: non usare in bambini o in donne gravide.

ANTIBIOTICI VARI

Clindamicina	S. pneumoniae S. pyogenes S. aureus anaerobi species B. fragilis Fusobacterium species	i.m./i.v. p.o.	150-600 mg q6h 150-300 mg q6h	15-40 mg/kg/ die diviso q6-8h i.v.	25	2-2,5h	Male assorbita per via orale ma usata raramente. Usata in pazienti allergici alla penicillina con infezioni gram-positivi; 10% Peptostreptococchi, 15% Streptococchi gruppo B e fino a 30% specie clostridi (diversi da C. perfrigenes) può essere resistente. Diarrea e possibili gravi coliti pseudomembranose.
Cloramfeni- colo	S. typhi Salmonella H. influenzae Rickettsia Bacteroides Altri anaerobi vancomicino- resistenti E. faecium	p.o. i.v.	50-100 mg/ kg/die q6h 50-100 mg/ kg/die Divisi in dosi	50-100 mg/ kg/die	25	1-2h	Riservato per gravi infezioni, per es: meningiti, H. influenzae, febbre tifoide non trattabile con altri antimicrobici. Raramente indicato per uso orale. Può dare leucopenia. Raramente associato ad anemia aplastica.
Daptomicina	S. aureus, inclusi MRSA, VISA, VRSA S. pyogenes S. pneumoniae S. agalactiae S. dysgalactiae E. faecalis (vancomicino- resistenti) C. jeikeium S. hemolyticus	i.v.	4 mg/kg q24h per complicate infezioni della pelle. Se la clearance della creatinina è <30 mL/min, poi 4 mg/kg q48h 6 mg/kg q24h in fase di studio	Non indicato	92	8,1h	Possono verificarsi elevate CPK, così come miopatia. Controllare settimanalmente se il farmaco è somministrato per più di 1 settimana. Non somministrare se inibitore HMG CoA reduttasi (statine).

Farmaco	Attività antibatterica generale	Via di sommini-strazione	Dosaggio adulti	Dosaggio pediatrico (dopo 3 mesi di età)	% Legame siero-proteico	T - siero	Effetti indesiderati/commenti
	S. epidermidis VRE		per gravi infezioni MSSA e MRSA, inclusi batteriemia ed endocarditi				
Lincomicina	Cocchi anaerobi gram-positivi	i.m. i.v. p.o.	600 mg q12-24h 600 mg q8-12h 250-500 mg q8h	i.v. 10-20 mg/kg/die in 2-3 dosi	25	2-2,5h	Diarrea e possibili gravi coliti pseudomembranose.
Linezolid	Vancomicino-resistenti E. faecium (VREF) S. aureus (incluso MRSA) S. agalactiae S. pneumoniae (ceppi penicillino-sensibili) S. pyogenes E. faecalis S. epidermidis S. hemolyticus S. pneumoniae Streptococchi viridans	i.v. p.o.	Polmonite acquisita in comunità causata da S. pneumoniae penicillino-sensibile con batteriemia e S. aureus (meticillino-sensibile); 600 mg i.v. o p.o. q12h x 10-14 die Pneumonia nosocomiali,	VREF: 10 mg/kg i.v. o orale q8h x 14-28 die >12 anni: 600 mg q12h x 14-28 die Polmoniti nosocomiali: 10 mg/kg i.v. o orale q8h x 10-14 die fino a 11 anni >12 anni: 600 mg	31	4,5-5h	Poiché questo farmaco è un inibitore della monoamino-ossidasi, i pazienti devono evitare cibi con alto contenuto di tiramina. Reversibile aumento della risposta pressoria con l'impiego insieme a pseudoefrine e fenilpropanolamina. Possibile mielosoppressione (inclusa anemia, leucopenia, pancitopenia e trombocitopenia).

P. multocida M. tuberculosis Nocardia specie Micobatteri atipici	S. pneumonie (penicillino-sensibili) o S. aureus (inclusi MRSA): 600 mg i.v. o p.o. q12h x 10-14 die Infezioni complicate dei tessuti molli causate da S. aureus, MRSA, S. pyogenes, S. agalactiae (non studiato in piede diabetico o ulcere decubitali): 600 mg i.v. o p.o. q12 x 10-14 die Infezioni non complicate dei tessuti molli, S. aureus (meticillino-sensibili) e S. pyogenes:	q12h x 10-14 die Infezioni tessuti molli: <5 anni: 10 mg/kg orale q8h x 10-14 die; 5-11 anni: 10 mg/kg orale q12h x 10-14 die Pneumonia acquisita in comunità: 10 mg/kg i.v. o orale q8h x 10-14 die Neonati fino a 7 giorni: 10 mg/kg q12h; dopo i 7 giorni: 10 mg/kg q8h fino a 11 anni Dai 12 anni: 600 mg q12h

Farmaco	Attività antibatterica generale	Via di somministrazione	Dosaggio adulti	Dosaggio pediatrico (dopo 3 mesi di età)	% Legame siero-proteico	T - siero	Effetti indesiderati/commenti
			400 mg i.v. o p.o. q12h x 10-14 die Infezioni VREF, incluso batteriemia: 600 mg i.v. o p.o. q12h x 14-28 die				
Metronidazolo	Anaerobi: bacilli gram-negativi e alcuni cocchi Amebiasi: ascesso anteriore, dissenteria Trichomonas species	i.v. i.v. p.o. p.o. p.o.	Dose di carico: 15 mg/kg; poi 7,5 mg/kg q6h 7,5 mg/kg q6h 500-750 mg q8h per 5-10 die In donne: 1 g bid per 2 dosi o 2 g/die in singola dose	Non stabilito dosaggio pediatrico eccetto per amebiasi	20	8h	Usare in gravi infezioni anaerobiche; addizionare con antibiotici per infezioni polimicrobiche, dissenteria amebica e ascessi. Usato per trattare coliti C. difficile. Recenti articoli riportano diminuita risposta con questo agente. Metabolizzato dal fegato, usato con cautela in insufficienza epatica. Tossicità: GI, CNS, neuropatie. Potente anticoagulante.
Quinupristin/ Dalfopristin	Antibiotici streptograminici con attività cocchi gram-positivi inclusi vancomicino-resistenti	i.v.	Infezioni complicate della pelle: 7,5 mg/kg q12h Infezioni VREF: 7,5 mg/kg q8h	Non approvato	Mode-rato	Q= 3h D= 1h	Infiammazione e dolore al sito di iniezione; sindrome reumatologica. Inibisce citocromo P-450 -3A4 e le concentrazioni plasmatiche dei farmaci metabolizzati da questo enzima verranno aumentate incluse cefalosporine, antistaminici, antifungini, terfenadine e farmaci anti-HIV (inibitori proteasi e NNRTI). Vedere

	E. faecium (VREF), S. aureus, MRSA, GISA, VRSA, S. pyogenes, S. epidermidis (inclusi ceppi meticillino-resistenti) S. agalactiae C. jeikeium				foglietto illustrativo per tutte le possibili interazioni farmacologiche.
Teicoplanina	Stafilococchi (MRSA e S. epidermidis), Enterococchi clostridi	i.v.	1-2 g/die	-	90	35-40h	Più potente in vitro come Vancomicina; diminuire intervallo tra dosi se T½ più lungo.
Tiamfenicolo	Vedi Cloramfenicolo	p.o.	500 mg 2-3 volte die per via parenterale (Tiamfenicolo glicinato): flaconi da 500 mg + solvente, per via i.m. o i.v. (diretta o in perfusione). È disponibile anche il Tiamfenicolo aceticlsteinato, per	250 mg 3 volte/die	10	1-2h	Sembra associato a minore tossicità midollare. A causa dell'assenza di biotrasformazione metabolica non si riscontrano le interazioni farmacologiche con i farmaci induttori enzimatici (fenobarbitale, carbamazepina, fenitoina) descritte per il Cloramfenicolo.

Farmaco	Attività antibatterica generale	Via di somministrazione	Dosaggio adulti	Dosaggio pediatrico (dopo 3 mesi di età)	% Legame siero-proteico	T - siero	Effetti indesiderati/commenti
			somministrazione i.m. (1,5 g/die)				
Trimetoprim/ Sulfame-tossazolo (TMP/SMX)	Ampio spettro; in particolare: *Shigella* Gravi infezioni urinarie dovute a ceppi suscettibili Polmoniti: *Pneumoniae jiroveci* (utilizzato per gravi infezioni) *S. aureus* meticillino-resistenti (*MRSA*)	i.v.	(Basato su trimetoprim) 8-10 mg/kg/die in dosi separate, q6-12h per 14 die	15-20 mg/kg/die in dosi separate Trimetoprim q6-8h per 14-21 die	Trime-toprim 44 Sulfa-metos-sazolo 70	11h	Non efficace contro *Pseudomonas*. Usare mezza dose quando la clearance della creatinina è 15-30 mL/min. Si diffonde anche in CSF. Usato in profilassi polmonite *P. carinii*.
Vancomicina	Staffilococchi (*S. aureus* e *S. epidermidis* meticillino-resistenti) Enterococchi (quando sensitivi) *Clostridi*	i.v. p.o.	1-2 g/die 0,5-2,0 g/die	40 mg/kg/die i.v. o p.o.: 3-4 dosi separate	10	6h	Somministrare i.v. lentamente. Ototossicità, nefrotossicità aumentata con aminoglicosidi; flebiti. Usato per *S. aureus* e *S. epidermidis* meticillino-resistenti. Usato in infezioni da Staffilococchi, in pazienti allergici alla penicillina e per coliti associate ad antibiotici (orali). Nota resistenza in alcuni Cocchi gram-positivi, come *Leuconostoc, Pediococcus* e *Lactobacillus*. Resistenza in crescenti ceppi Enterococchi, specialmente *E. faecium* e qualche ceppo *S. aureus*.

Farmaco	Attività antibatterica generale	Via di somministrazione	Dosaggio adulti	Dosaggio pediatrico (dopo 3 mesi di età)	Effetti indesiderati/commenti
			DISINFETTANTI URINARI		
Acido nalidixico	Gram-negativi eccetto Pseudomonas	p.o.	1 g q6h	55 mg/kg/die divisi q6h	GI, fotosensibilità, febbre, eosinofilia, disturbi neurologici, disturbi visivi. Disturbi ematologici. Limitare il dosaggio in casi di resistenza. Evitare l'uso nell'insufficienza renale.
Cinoxacina	Gram-negativi, eccetto Pseudomonas	p.o.	250-500 mg q6h	Non raccomandato	Meno che con acido nalidixico.
Nitrofurantoina	E. coli Enterococchi S. aureus Klebsiella Aerobacter	p.o.	50-100 mg q6h	5-7 mg/kg/die divisi q6h	Resistente a Proteus e Pseudomonas. GI, ipersensitività eruzioni cutanee, febbre, infiltrati polmonari e fibrosi. Neurologiche: neuropatia periferica, sintomi cerebrali. Ematologiche: depressione midollo, ittero raro (deficit G6PD), ittero raro. Non usare in bambini al di sotto di 1 mese di età.
Metenamina	Liberazione a causa di formaldeide	p.o.		6-12 anni: ½ dose per adulti	Usare solo per terapia a lungo termine, come antisettico urinario. Mantenere urine acide. Pochi effetti collaterali: GI, eruzioni cutanee, disuria.
Metenamina mandelata	Sensibile alla maggior parte degli organismi		Mandelata: 1 g dopo i pasti e prima di coricarsi		
Metenamina ippurato	Mantenere acidità nelle urine altrimenti usare acidificanti		Ippurato: 1 g bid		

Farmaco	Dosaggio adulti	Dosaggio pediatrico (dopo 3 mesi di età)	Effetti indesiderat/ commenti
ANTITUBERCOLARI			
Acido *p*-aminosalicilico (PAS)	150 mg/kg/die in 3 dosi	150 mg/kg/die in 3 dosi	Usare in combinazione con altri agenti. I bambini tollerano meglio PAS. Sintomi GI frequenti in adulti, usare PAS-C rivestiti in resina o purificati. Ipocalemia, leucopenia, epatiti, febbre, gozzo, reazioni allergiche (occasionali o gravi). Conservare PAS in luogo fresco e asciutto. Raramente usato negli Stati Uniti.
Canamicina	1 g/die	15 mg/kg/die, non superare 1 g	Ipocalemia, ipomagnesemia, ototossicità, nefrotossicità.
Capreomicina	1 g/die	Non approvato	Usare in combinazione con altri agenti. Deplezione di elettroliti, iperazotemia, urina-albumina, calchi, cellule. Danno VIII paio nervi cranici, febbre, eosinofilia, eruzioni cutanee.
Cicloserine	0.25-0.5 g q12 in 3 dosi Non superare 1 g/die	Non raccomandato	Usare in combinazione con altri agenti. Effetti collaterali neurologici e cerebrali, specialmente in bambini. Monitorare il dosaggio nei livelli ematici.
Clofazime (per *Mycobacterium leprae*)	Per dapsone-sensitivi e lebbra-resistente, 100 mg/die con altri agenti anti lebbra per 2-3 anni, seguita da monoterapia	Sicurezza ed efficacia non stabilita	
Etambutolo	15-25 mg/kg/die in dose singola	Non raccomandato sotto i 13 anni	Usare in combinazione con altri agenti. Neuriti retro bulbari a dosaggi superiori. Valutare visione e percezione del colore. Non raccomandato in bambini sotto i 13 anni di età.

Etionamide	15-20 mg/kg/die	10-20 mg/kg/die in 2-3 dosi (consultare il pediatra)	Epatotossicità. Irritazione GI.
Isoniazide (INH)	5 mg/kg/die fino a 300 mg in dose singola	10-20 mg/kg fino a 300 mg/die in singola dose	Usare in combinazione con altri agenti. INH tollerato meglio nei bambini. Rara neuropatia periferale (controllata da Piridone 50 mg/die). Disordini centrali neurologici, eruzioni cutanee, febbre. Può verificarsi insufficienza epatica, tutti i pazienti devono essere monitorati almeno mensilmente da parte di medici con appropriate prove di laboratorio della funzione epatica. Donne ispaniche e nere sono maggiormente a rischio di tossicità. Controllare assunzione di alcolici.
Pirazinamide	p.o. 15-30 mg/kg/die diviso in 1-4 dosi	15-30 mg/kg/die q12-24h, non superare i 2 g/die	Reazioni negative: GI sintomi, tossicità epatica, atralgia, aumento di acido urico, eruzioni cutanee.
Rifampicina	600 mg/die dose singola p.o. o i.v.	10-20 mg/kg/die, non superare 600 mg/die	Usare in combinazione con altri agenti. Epatotossicità, forse maggiore con somministrazione INH. Sindrome influenzale, eruzioni cutanee, pruriti, GI, eosinofilia, leucopenia reversibile, alza azotemia e siero acido urico. Accelera l'attivazione epatica concomitante di farmaci, per es. metadone, cumarina, estrogeni, corticosteroidi, teofillina, ketoconazolo e ciclosporine + altri agenti cardiovascolari, digoxina.
Streptomicina	1 g/die i.m.	20-40 mg/kg/die	Vedere Aminoglicosidi. Non deve essere solo agente in terapia TB, emerge resistenza rapidamente. Usare in combinazione con INH per i primi 3 mesi in malattie extrapolmonari.

Farmaco	Organismi inibiti	Via	Dose	T-siero normale	Durata	Effetti indesiderati/commenti
				ANTIMICOTICI		
Amfotericina B	*Aspergillus* *Candida* *Blastomyces* *Coccidioides* *Criptococchi* *Histoplasma* *Phycomycetes* *Paracoccidioides* *Sporotrichum* *Leishmania*	i.v. Irrigazione	0,6–1,0 mg/kg/die 5 mg variabile	24h	Sconosciuta, 1-2 g empirica	Minore escrezione renale. Rapida infusione, produce ipotensione. Febbre, aritmia, ipocalemia, aumenta SGOT, anemia, azotemia. Discrasia sanguigna reversibile. Solubile solo in acqua, esce solo in soluzione salina. Evitare reazioni di pretrattamento con salicilati, antistaminici o idrocortisonici. Dose giornaliera a seconda delle indicazioni, 0,4–1,0 mg/kg/die.
Anidulafungina	*Candida species* *Aspergillus* species Inclusi ceppi triazolo-resistenti					Non presenta interazioni Non necessario aggiustare dose in pazienti con insufficienza renale.
Caspofungina	*Candida species* Specie *Aspergillus* Inclusi ceppi triazolo-resistenti	i.v.	70 mg qd x 1, poi 50 mg qd	9-11h	Fino a risposta clinica	Non attivo contro Criptococchi. Reazioni avverse comprendono istamina-mediata, eruzione cutanea, gonfiore facciale e pruriti. Non necessario aggiustare dose in pazienti con insufficienza renale; farmaco non dializzabile, non necessaria nessuna richiesta di dosaggio supplementare dopo dialisi.

Principio attivo	Spettro	Via	Dose	Emivita	Note
					Non inibisce citocromo P-450 ma diminuisce i livelli di tacrolimus; aumenta ALT/AST in combinazione con ciclosporine e per questo non raccomandato. Quando si usa Efavirenz, Nelfinavir, Nevirapine, Phenytoin, Rifampicina, Dexamethasone o Carbamazepina, è necessario aumentare la dose di Capsofungina a 70 mg/die. Ridurre la dose in pazienti con moderata insufficienza epatica (punteggio di Child-Pugh 7-9) a 35 mg/die dopo la dose iniziale.
Chetoconazolo	*Dermatofiti* *Candida* *Histoplasma* *Blastomyces* *Coccidioides immitis* *Criptococchi*	p.o.	200 mg/die; infezioni gravi: 400 mg/die	Bifasico: 2 x prime 10h, poi 8	Variabile — Fatale epatotossicità; monitorare funzione epatica. Scarsa diffusione in CSF. (per indicazioni mediche vedere foglietto illustrativo). Può pregiudicare la secrezione di cortisolo. Terfenadina, Astemizolo e Cisapride sono controindicati. Possono aumentare livelli di triazolam.
Clotrimazolo	*Dermatofiti* *Criptococchi* *Candida*	Topico vaginale	bid	-	7-10 die — Molto efficace nelle infezioni miste dermatofite e *Candida*.
5-flucitosina	*Criptococchi* *Candida* incluso *C. glabrata*	p.o.	150 mg/kg/die in 3-4 dosi	5h	Sconosciuta — Somministrato con Amfotericina B si ottiene sinergismo. Leucopenia, diarrea. Adeguare dosi in insufficienza renale.

Farmaco	Organismi inibiti	Via	Dose	T-siero normale	Durata	Effetti indesiderati/commenti
	Chromobalsto-myces					Usato per candiduria, specialmente in presenza di Candida non albicans.
Fluconazolo	Candida species Criptococchi	p.o. i.v. Sospensione orale	Adulti: Candida UTI: 50-200 mg/die (vedere foglietto illustrativo per dosaggio pediatrico) Infezioni sistemiche: fino a 400 mg/die	30h	14-28 die 10-12 settimane per meningiti criptococciche	Interazioni farmacologiche: livelli di Fluconazolo provocano una maggiore attività anticoagulante e di agenti ipoglicemici e aumentano i livelli di ciclosporine e fenitoine. Possono diminuire i livelli di Rifampicina. Cisapride e Terfenadina sono controindicati.
	Candida species	p.o.	Candida esofagea e/o orofaringea: sospensione 200 mg 1° giorno, poi 100 mg/die Candidosi vaginale: 150 mg dose singola compresse orali			
Griseofulvina	Dermatofiti	p.o.	Adulti: 0.5-1.0 g/die	12h	Variabile: 2-8 settimane	Seguire enzimi epatici; altera anticoagulanti; eruzioni cutanee.
Itraconazolo	Histoplasma Blastomyces Adpergillus	p.o. o i.v.	200-400 mg qd x 3 mesi 200 mg qd x 3 mesi	21-64h	3 mesi	Possono verificarsi interazioni farmacologiche: aumento dei livelli di ciclosporine e digossina, così come attività

Candidiasi	i.v. o p.o. soluzione (non raccomandata x terapia iniziale)	200-400 mg qd x 3 mesi	anticoagulante. Diminuiscono i livelli di itraconazolo con INH, fenitoina, Rifampicina, H₂ agonisti. Aumenta attività orale iperglicemica.
		Esofagea: 100 mg sciolti in bocca qd x 3 settimane	Claritromicina, Indinavir e Ritonavir aumentano i livelli di itraconazolo.
		Orofaringei: 200 mg sciolti in bocca qd x 1-2 settimane	
Sporotricosi	p.o.	Vaginali: 200 mg x 3 die	Potente inibitore del sistema enzimatico P-450 -3A4. Monitorare i test di funzionalità epatica in pazienti con insufficienza epatica. Usare con cautela con Eritromicina che può aumentare i livelli di Itraconazolo.
Pitiriasi vescicolare	p.o.	200-400 mg qd	Negativi effetti inotropici osservati in volontari sani quando somministrato i.v. Se si verifica insufficienza cardiaca congestizia, rivalutare l'uso di Itraconazolo.
	p.o.	400 mg x 1 dose, o fino a 200 mg qd x 5-7 die	
Honicomicosis - fingernail	p.o.	200 mg bid x 1 settimana poi aspettare 3	

Farmaco	Organismi inibiti	Via	Dose	T-siero normale	Durata	Effetti indesiderati/commenti
	- toenail Non somministrare capsule per trattamenti di onicomicosi in pazienti con disfunzioni ventricolari, come per esempio l'insufficienza cardiaca congestizia o una storia di CHF		settimane e ripetere la terapia; 400 mg qd x 1 settimana poi aspettare 3 settimane e ripetere la terapia o 200 mg qd x 3 mesi			
	Aspergillosi	i.v.	200 mg bid x 4 die, poi 200 mg qd fino a 3 mesi			Alcaloidi Ergot sono controindicati.
	Blastomicosi	i.v.	Come sopra			Controindicato con: Astemizolo, Dofetilide, Terfenadina, Cisapride, Midazolam, Pimozide, Quinidine, Levacetilmetadolo (Levometadolo) o Triazolam. Gravi effetti cardiaci, incluso morte improvvisa in
	Istoplasmosi	i.v.	Come sopra			
	Terapia empirica	i.v.	Come sopra			

Farmaco	Indicazioni	Forma/Via		Dose	Durata	Note
						pazienti che usavano molti di questi farmaci con Itraconazolo. Vedere foglietto illustrativo per una spiegazione completa e per le controindicazioni.
Micafungina	febrile in pazienti neutropenici con sospetta infezione fungina; Candida species Aspergillus species Inclusi ceppi triazolo-resistenti					Non presenta rilevanti interazioni. Non è necessario aggiustare la dose in pazienti con insufficienza renale.
Miconazolo	Dermatofiti Criptococchi Candida Coccidioides Pseudallescheria boydii	Topico 2%	–	Applicare topicamente PRN	Quando persiste l'infezione	Fegato, lipoproteine, CNS effetti. Fallimento di criptococcosi e coccidioidomicosi. È controindicato Cisapride. Non raccomandato come i.v. perché causa aritmie.
Nistatina	Come Miconazolo	p.o. Inserti vaginali applicare qd	–	10^4 u – 10^6 u q6h	Con antibiotici 7-10 die	Utilizzato in pazienti immunosoppressi e in trattamento prolungato con antibiotici ad ampio spettro. Raramente usato quotidianamente.
Pimaricina	Come Miconazolo	Soluzione oculare	–	Ogni 2-4h x 3-4 die quindi 3-4h x un totale di 14-21 die	Quando persiste l'infezione	Efficace nelle cheratosi superficiali funginee e nelle infezioni funginee postoperatorie all'occhio.
Terconazolo	Candidosi vulvovaginali	Supposta vaginale	–	1 volta al giorno hs x 3 die	-	Cisapride è controindicato. È segnalata sindrome simil-influenzale.
Voriconazol	A. fumigatus Altri Aspergillus species Scedosporium	i.v. o p.o.	Dose dipendente	i.v.: 6 mg/kg q12h x 2 dosi seguito da 4 mg/kg q12h quindi:	Empirica, basata su risposta clinica/ restauro immunitario di	Biodisponibilità orale 96%. Nota tossicità epatica. Disturbi visivi incluso blur e fotofobia. Monitorare funzione epatica. Enzima P-450 metabolizzato.

Farmaco	Organismi inibiti	Via	Dose	T-siero normale	Durata	Effetti indesiderati/commenti
	species Fusarium				altri fattori	L'aggiustamento della dose in insufficienza renale può essere necessario a causa dell'accumulo del veicolo utilizzato nella somministrazione i.v. Non cambiare dose per p.o. in insufficienza renale.
	Candida species	i.v. o p.o.	p.o.: 200 mg q12h se il peso è >40 kg; 100 mg q12h se il peso è <40 kg			Necessario aggiustare dose in pazienti con insufficienza epatica. Controindicato con: Rifampicina, Rifabutina, Barbiturici long-acting, Carbamazepina, Cimetidina, Sirolimus, Alcaloidi ergot, Terfenadina, Astemizolo, Cisapride, Pimozide, Quinidina.
						Necessario ridurre la dose di tacrolimus di un terzo e ciclosporine a metà.
						Diminuire la dose con: Warfarina, Cumarina orale, Statine, Calcioantagonisti, Benzodiazepine, Sulfonilurea, Omeprazolo. Aumentare la dose di Voriconazolo da 5 mg/kg q12h se il paziente riceve Fentoina.
						Altri farmaci hanno effetti misti: vedere foglietto illustrativo.

3.4 Farmaci in gravidanza

L'argomento dei farmaci in gravidanza suscita generalmente notevole interesse tra i medici per i suoi risvolti pratici. A ogni medico può capitare di trovarsi di fronte a due problemi:

1. la necessità terapeutica di prescrivere un farmaco a una donna incinta;
2. l'esigenza di dare informazioni sui possibili effetti negativi di un farmaco assunto (consapevolmente o meno) durante la gravidanza.

È risaputo che le informazioni a disposizione sulla sicurezza dei farmaci in gravidanza sono limitate per quanto riguarda gli effetti sia sul feto sia sulla madre, per l'ovvia ragione che le donne gravide sono escluse dalle sperimentazioni sui farmaci. Le sole informazioni che è possibile ottenere in materia provengono dagli studi sugli animali e dai dati epidemiologici delle cosiddette esposizioni accidentali.

Tuttavia si possono fare alcune considerazioni. Esiste un breve periodo di circa 4 settimane e mezzo di amenorrea, nel quale vige quella che viene chiamata la "legge del tutto o nulla". L'eventuale danno arrecato al prodotto del concepimento può comportare la morte di quest'ultimo, oppure l'interruzione spontanea della gravidanza o la sopravvivenza senza anomalie in quanto le cellule ancora non differenziate sono in grado di riprodursi e di rimpiazzare quelle eventualmente perse.

L'embriogenesi è completata verso la 12ª settimana ed è quindi evidente che la somministrazione di farmaci dopo tale data non causerà malformazione fetale. Potrebbe però causare arresto della crescita, alterazioni ossee, della migrazione neuronale e delle performance mentali e comportamentali.

Anche se l'eventuale effetto teratogeno di una sostanza è perlopiù dose-dipendente, l'assunzione di più farmaci contemporaneamente può determinare interazioni metaboliche che possono influenzare le concentrazioni plasmatiche dei vari farmaci.

La tabella che segue riporta i dati degli antimicrobici più frequentemente impiegati.

Farmaco	Categoria	Studi su animali	Esperienze in donne gravide	Raccomandazioni
Aciclovir	C	Dati contrastanti	Dati da registro mostrano innocuità.	Usare se elevata necessità.
Aminoglicosidi	D	-	Riportati casi di sordità congenita con Streptomicina.	Da usare solo in casi di assoluta necessità e quando non ci sono alternative. La Gentamicina è in categoria C.
Aztreonam	B	Innocuo. Ad alte dosi ha mostrato una ridotta sopravvivenza dei neonati	Non studiato.	Probabilmente sicuro, usare con cautela.
Azitromicina	B	Innocuo	Non sono stati riportati effetti teratogeni.	Probabilmente sicuro.
Cefalosporine	B	Innocuo	Non sono stati riportati effetti teratogeni.	Sicuro.
Chinoloni	C	Artropatie nel neonato	Non studiato.	Controindicato.
Claritromicina	C	Teratogeno	Alcuni studi riportano non effetti teratogeni.	Possibilmente da non usare.
Clindamicina	B	Innocuo	Non studiato. Numerose esperienze non hanno mostrato alcun rischio.	Da usare con cautela.
Cloranfenicolo	D	Embriotossico	Rischio di *grey syndrome* nel neonato se somministrato verso il termine della gravidanza o durante il parto.	Da non usare nel terzo trimestre di gravidanza.
Eritromicina	B	Innocuo	Non studiato.	Probabilmente sicuro. Raccomandato per infezione da *Chlamydia* in gravidanza.
Fluconazolo	D	Danni ai feti	Possibili effetti teraogeni ad alte dosi.	Da usare con cautela.
Imipenem	C	Innocuo. Intolleranza nel neonato	Non studiato.	Da usare con cautela.
Josamicina	B	Innocuo	Non studiato.	Assenza di dati.
Meropenem	B	Innocuo	Non studiato.	Usare in caso di assoluta necessità.

146

Metronidazolo	B	Segni di fetotossicità solo per uso parenterale	Non studiato.	Controindicato nel primo trimestre.
Miocamicina	C	Innocuo	Non studiato.	Assenza di dati.
Penicilline	B	Innocuo	Non riportatati eventi avversi.	Probabilmente sicuro. Raccomandata Penicillina G per sifilide e gonorrea in gravidanza.
Roxitromicina	C	Innocuo	Non studiato.	Sconsigliato nel primo trimestre.
Sulfamidici	C	Palatoschisi e anomalie ossee ad alte dosi	Usato senza complicazioni eccetto casi di agranulocitosi. Rischio di Kernicterus nel terzo trimestre.	Da usare con cautela. Controindicato nel terzo trimestre.
Teicoplanina	C	Innocuo	Non studiato.	Da usare con cautela.
Tetracicline	D	Teratogeni ad alte dosi x 25 dose umana	Ritardo dello sviluppo scheletrico. Ipoplasia e decolorazione dei denti nel neonato.	Controindicato.
Trimetoprim	C	Teratogeno	Non studiato.	Da usare con cautela e solo per assoluta necessità.
Trimetoprim-sulfametossazolo	C	Teratogeno	Nessuna anomalia congenita in 35 neonati da donne che avevano assunto il farmaco nel primo trimestre.	Controindicato nel terzo trimestre per il sulfamidico.
Vancomicina	C	Innocuo	Non studiato.	Da usare con cautela.

Nota:
CATEGORIE FDA

A: Studi controllati mostrano assenza di rischio in tutta la durata della gravidanza. Rischio fetale con alta probabilità assente.

B: Studi su animali non mostrano rischio fetale. Studi sull'uomo non mostrano effetti embriotossici, tuttavia non sono confermati in studi controllati.

C: Studi su animali mostrano effetti teratogeni o embriotossici. Non ci sono studi sulla donna. Farmaci in questa categoria devono essere usati solo in caso di necessità assoluta.

D: Evidenza di rischio fetale umano. L'uso deve giustificare il rischio.

4 Motivi di fallimento di una terapia antimicrobica

È sicuramente una sorpresa spiacevole per il clinico scoprire che un farmaco apparentemente attivo *in vitro* non è in grado di eradicare un patogeno e di guarire un'infezione.

La storia della medicina ci ha abituato a considerare gli antibiotici "farmaci miracolosi", per la loro sorprendente attività. Con il progredire del loro uso, tuttavia, si assiste sempre più spesso a casi di fallimento terapeutico dovuti a varie cause. Spesso il fallimento dell'antibiotico non viene evidenziato; può infatti succedere che la risposta immunitaria risolva da sola il problema prima che si riesca a verificare l'inefficacia dell'azione antibiotica.

Le principali ragioni di un fallimento terapeutico sono le seguenti:

- la resistenza;
- il dosaggio inadeguato;
- la diagnosi eziologica sbagliata;
- i fattori meccanici;
- la durata inadeguata della terapia;
- l'uso di un farmaco inappropriato;
- i fattori legati all'ospite.

4.1 La resistenza

Si tratta di un fenomeno la cui importanza diventa sempre più rilevante per la pressione di selezione che l'uso degli antibiotici determina (questo giustifica ampiamente la ricerca di molecole sempre nuove che aggirino i meccanismi di resistenza batterica).

La resistenza batterica può determinare il fallimento di una terapia più facilmente quando si attua una terapia empirica e quando non si conosce la sensibilità del patogeno verso l'antibiotico che si sta usando.

La resistenza comunque può determinare il fallimento di una terapia anche quando si conosce la sensibilità del patogeno *in vitro*. Infatti, alcuni antibiotici (per es., fosfomicina, streptomicina, acido fusidico, novobiocina, 5-fluoro flucitosina) possono determinare la comparsa di resistenza durante il corso del loro impiego in terapia.

4.2 Il dosaggio inadeguato

Per meglio comprendere l'importanza del dosaggio esponiamo il seguente esempio di infezione, in cui è coinvolto lo stesso agente patogeno: *Streptococcus pneumoniae*.

Nella polmonite lobare sostenuta da questo germe possono essere sufficienti dosi terapeutiche di 100.000 UI (60 mg) di benzil-penicillina, ma nella meningite, sempre sostenuta dallo stesso germe, occorrono dosi di almeno 1.000.000 UI (600 mg) e nell'endocardite, sempre sostenuta dallo stesso germe, occorre usare dosi di almeno 10.000.000 UI (6 g).

Come si vede la dose deve essere riferita alla sede di infezione e al patogeno responsabile dell'infezione e non tanto alla gravità della malattia, come spesso accade.

La consuetudine di usare, per evidenti motivi di praticità, dosi fisse di antibiotico rapportandole più alla gravità della malattia che non allo stato del paziente, alla sede di malattia e al patogeno in causa, porta spesso al sottodosaggio terapeutico e quindi a un trattamento inadeguato. Ai colleghi che per paura degli effetti collaterali non adeguano le dosi, si ricorda che "l'effetto collaterale" più grossolano è la mancata azione dell'antibiotico per insufficienza dei livelli plasmatici.

4.3 La diagnosi eziologica sbagliata

Può capitare di formulare un'errata diagnosi eziologica nelle infezioni respiratorie sostenute da virus, dove, tuttavia, il fallimento terapeutico viene mascherato dalla remissione spontanea della malattia virale.

L'errata diagnosi eziologica può determinare il fallimento di terapie per infezioni respiratorie da *Mycoplasma* o *Chlamydia* o *Legionella* trattate con β-lattamine, aminoglicosidi o associazioni di entrambi.

La stessa diagnosi di tubercolosi polmonare è posta spesso in seguito al fallimento delle comuni terapie antibiotiche effettuate per un addensamento polmonare. Un altro esempio di fallimento terapeutico si riscontra nel trattamento della febbre ricorrente in pazienti neutropenici o immunocompromessi in genere, dove spesso gli agenti causali sono virus, protozoi o funghi, non sensibili agli antibiotici antibatterici.

4.4 I fattori meccanici

Tali fattori possono avere un'importanza determinante nel fallimento di una terapia antibiotica; essi includono:

1. Formazioni di raccolte ascessuali (per es., ascesso cerebrale, subfrenico ecc.).
2. Presenza di corpi estranei (attenzione alle febbri postchirurgiche).
3. Ostruzione di normali vie di drenaggio (calcoli, stenosi).
4. Presenza di muco particolarmente viscoso (per es, fibrosi cistica).
5. Presenza di vie meccaniche accessorie (cateteri, respiratori meccanici ecc.).

La rimozione di questi ostacoli è spesso condizione indispensabile per la guarigione dall'infezione.

4.5 La durata inadeguata della terapia

Il trattamento antimicrobico può fallire perché non protratto per un tempo abbastanza lungo. È noto che per eradicare *Streptococcus pyogenes* che ha causato una tonsillite, occorrono mediamente 10 giorni di trattamento con penicillina G o altre penicilline.

Il controllo microbiologico è l'unico esame di laboratorio che sicuramente indicherà l'eradicazione del patogeno. In mancanza di questo parametro l'esperienza clinica di ognuno deve prevalere su qualsiasi regola terapeutica.

È noto che molte infezioni come la tubercolosi, la lebbra, le osteomieliti e le endocarditi necessitano di mesi di terapia anche se le condizioni cliniche sono nel frattempo migliorate rapidamente.

L'esperienza clinica insegna che un trattamento troppo breve produce una ricomparsa della malattia.

Allo stato attuale non esistono parametri biologici che possano definire quando è il caso di sospendere la terapia. L'esperienza clinica ci dice che la terapia antibiotica deve essere praticata per un numero sufficiente di giorni fino alla scomparsa dei sintomi e dei segni di malattia e proseguita per almeno 2-3 giorni dopo lo sfebbramento. È un criterio grossolano ma ci si deve accontentare.

Prima di ritenere un antibiotico inadatto a controllare un'infezione, occorre far trascorrere un adeguato tempo di azione affinché l'interazione sistema immunitario/terapia antibiotica produca l'effetto terapeutico. Questo significa che se il paziente non diventa subito apiretico ciò non equivale all'inefficacia dell'antibiotico prescritto (non è un antipiretico che invece può ridurre velocemente la temperatura corporea).

Tuttavia, dopo 2-3 giorni di terapia senza remissione clinica (sintomi e segni) o bioumorale (dei valori di leucociti, neutrofili, monociti, a1 e a2 sieroproteine, proteina C-reattiva), è consigliabile ripensare la terapia antibiotica in atto.

4.6 L'uso di un farmaco inappropriato

I motivi che determinano una scelta inadeguata del farmaco possono essere tre:

1. Uso di un farmaco verso il quale il germe è resistente; questo può avvenire anche in presenza di un test di sensibilità positivo. Infatti, la sensibilità desunta dai test di laboratorio (Kirby-Bauer, MIC) è affidabile se il test è eseguito con precisione. L'uso di una carica batterica troppo bassa in un terreno troppo diluito o la presenza di inquinanti nel terreno, possono determinare una sovrastima della sensibilità del patogeno preso in esame.

2. Un antibiotico può essere adoperato in modo inappropriato non per ragioni microbiologiche ma per ragioni farmacocinetiche. Per esempio, nitrofurantoina usata nelle infezioni respiratorie, novobiocina o l'acido fusidico usati nelle infezioni urinarie stafilococciche, vancomicina usata nelle infezioni biliari da *Streptococcus faecalis*. In tutti questi casi il laboratorio indicherà che i patogeni selezionati sono sensibili a questi antibiotici ma tuttavia il trattamento fallirà anche se sono stati impiegati ad alte dosi. Infatti, nitrofurantoina raggiunge concentrazioni efficaci solo nelle urine ma non nel sangue o nei tessuti; l'acido fusidico e novobiocina sono escreti quasi totalmente nel sistema biliare e sono altamente metabolizzati mentre vancomicina non viene escreta per via biliare.

   L'appropriato uso di un antibiotico presuppone quindi la conoscenza delle caratteristiche farmacocinetiche e metaboliche delle singole molecole.

3. Il terzo esempio di uso inappropriato di un antibiotico è a cavallo tra i primi due, ma non per questo è meno importante. Si sa che la risposta *in vivo* non è correlata al risultato dei test di sensibilità microbiologica *in vitro*.

   Per esempio, *Legionella pneumofila* è inattivata *in vitro* a un elevato numero di antibiotici, ma solo i macrolidi e i fluorochinoloni sono efficaci da un punto di vista clinico. Allo stesso modo *Salmonella tiphy* è sensibile a un alto numero di antibiotici ma solo cloramfenicolo o cotrimoxazolo e chinoloni garantiscono buoni risultati clinici in caso di febbre tifoide.

   La ragione di questo fenomeno è riconducibile alla localizzazione intracellulare di alcuni patogeni per cui solo gli antibiotici che raggiungono adeguate concentrazioni intracellulari avranno sicuro effetto antibatterico. Questo fenomeno è presente anche in altre malattie come brucellosi o tubercolosi.

Bisogna tuttavia ricordare che i patogeni intracellulari rappresentano solo una piccola parte dei patogeni umani, quindi è inappropriato indirizzare una terapia empirica verso i patogeni intracellulari senza una diagnosi certa o altamente presumibile.

4.7 I fattori legati all'ospite

Tra i numerosi fattori legati all'ospite che possono rendere difficile l'azione di un antibiotico, è importante lo stato immunologico del paziente. Infezioni ricorrenti, che resistono al trattamento antibiotico, devono far sospettare una immunodeficienza.

Pazienti con malattie croniche o debilitanti, pazienti uremici, cardiopatici in stato avanzato, portatori di cancro in fase terminale e ogni altra condizione fisica che comprometta gravemente lo stato di salute, impongono una scelta attenta e appropriata della terapia antibiotica in caso di infezione, per non vanificare l'efficacia della strategia terapeutica complessiva.

Finito di stampare nel mese di ottobre 2011